现代急诊医学与重症治疗

主编 刘长波 刘明波 陈国栋 朱丽娟

上海交通大学出版社

SHANGHAI JIAO TONG UNIVERSITY PRESS

内容提要

本书针对神经系统、循环系统、消化系统等各系统常见急危重症的病因病理、发病机制、临床表现、诊断与鉴别诊断、救治流程、救治关键、救治措施等进行了详细论述，既适合临床各专科医务人员使用，又适合急诊室、重症加强监护病房、卒中单元等医务人员阅读参考。

图书在版编目（CIP）数据

现代急诊医学与重症治疗 / 刘长波等主编. --上海：
上海交通大学出版社，2023.12
　　ISBN 978-7-313-29392-3

　　Ⅰ．①现… Ⅱ．①刘… Ⅲ．①急诊－诊疗②险症－治疗 Ⅳ．①R459.7

中国国家版本馆CIP数据核字（2023）第168211号

现代急诊医学与重症治疗
XIANDAI JIZHEN YIXUE YU ZHONGZHENG ZHILIAO

主　　编：刘长波　刘明波　陈国栋　朱丽娟

出版发行：上海交通大学出版社　　　　　　　　地　　址：上海市番禺路951号
邮政编码：200030　　　　　　　　　　　　　　电　　话：021-64071208
印　　制：广东虎彩云印刷有限公司
开　　本：710mm×1000mm　1/16　　　　　　经　　销：全国新华书店
字　　数：213千字　　　　　　　　　　　　　印　　张：12.25
版　　次：2023年12月第1版　　　　　　　　　插　　页：2
书　　号：ISBN 978-7-313-29392-3　　　　　　印　　次：2023年12月第1次印刷
定　　价：198.00元

编委会

主 编

刘长波　刘明波　陈国栋　朱丽娟

副主编

王雪梅　吴浩然　胡东军　侯　钢

编　委（按姓氏笔画排序）

王雪梅（山东省济宁市兖州区人民医院）

朱丽娟（山东省聊城市中医医院）

刘长波（广州医科大学附属第四医院/

　　　　广州市增城区人民医院）

刘明波（山东省招远市人民医院）

许建波（湖北省十堰市人民医院/

　　　　湖北医药学院附属人民医院）

吴浩然（广州中医药大学顺德医院附属勒流医院）

陈国栋（山东颐养健康集团肥城医院）

陈建通（山东省无棣县中医院）

胡东军（浙江省宁波市鄞州第二医院）

侯　钢（山东省枣庄市立医院）

刘长波

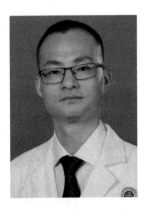

　　男，毕业于广州医科大学内科学专业，现就职于广州医科大学附属第四医院，现兼任广东省医学教育协会重症专业委员会常务委员、广东省精准医学应用学会脓毒症分会常务委员、广州市医师协会危重症医师分会委员等职务。擅长各类急危重症的诊治，尤其是脓毒症和多脏器功能衰竭的抢救。发表论文8篇，出版著作5部，获国家专利1项，承担科研课题1项。

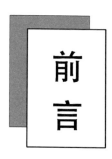

前言

急危重症患者病情危重、复杂多变,这就要求医务人员必须具备在第一时间识别和处理急危重症的能力,以便为急危重症患者提供准确的救护方案,提高患者的救治成功率。随着基础医学及相关学科的发展,人们对急危重症发生、发展的认识逐渐深入,新的监护手段和救治手段不断涌现,这就要求医务人员不断更新基础理论知识,掌握更规范的急救技能及更先进的监护治疗技术。为帮助临床医务人员在工作中解决实际问题,紧跟现代医学的发展步伐,我们特组织在急危重症救护领域工作经验丰富的医务人员编写了《现代急诊医学与重症治疗》一书。

本书以实用性为出发点,首先讲述了急危重症的基础知识,然后针对神经系统、循环系统、消化系统等各系统常见急危重症的病因病理、发病机制、临床表现、诊断与鉴别诊断、救治流程、救治关键、救治措施等进行了详细论述。本书吸收了近年来急危重症医学领域的新进展,反映了急危重症医学的新理论和新技术,注重将基本理论与临床实践相结合,内容丰富、重点突出、结构合理,具有较强的科学性、实用性和可读性。本书有助于临床医务人员根据患者病情制订合理规范的救护方法,改善患者的生存质量,既适合临床各专科医务人员使用,又适合急诊室、重症加强监护病房、卒中单元等医务人员阅读参考。

由于急危重症医学发展速度快,病种繁多,新的药物和技术不断涌现,加之各编者专业水平有限、文笔风格不一,书中难免存在不足或者疏漏之处,敬请各位专家及读者批评指正,以便本书不断修正完善。

《现代急诊医学与重症治疗》编委会

2023 年 2 月

目录

第一章　绪论 ……………………………………………… （1）

第一节　急危重症医学的发展 …………………………… （1）

第二节　急危重症医学的特点和任务 …………………… （4）

第二章　急危重症常用治疗技术 ………………………… （5）

第一节　气管切开术 ……………………………………… （5）

第二节　正压通气技术 …………………………………… （8）

第三节　深静脉穿刺术 …………………………………… （23）

第三章　神经系统急危重症 ……………………………… （30）

第一节　开放性颅脑损伤 ………………………………… （30）

第二节　颅内血肿 ………………………………………… （38）

第三节　急性颅内压增高症 ……………………………… （71）

第四节　脑出血 …………………………………………… （74）

第四章　循环系统急危重症 ……………………………… （87）

第一节　恶性心律失常 …………………………………… （87）

第二节　急性冠脉综合征 ………………………………… （91）

第三节　急性病毒性心肌炎 ……………………………… （96）

第四节　心包积液与心脏压塞 …………………………… （100）

第五章　消化系统急危重症 ……………………………………………（104）

　　第一节　暴发性肝衰竭 …………………………………………（104）

　　第二节　急性重症胆管炎 ………………………………………（109）

　　第三节　急性肠梗阻 ……………………………………………（122）

　　第四节　急性腹膜炎 ……………………………………………（137）

第六章　泌尿系统急危重症 ……………………………………………（147）

　　第一节　急性尿潴留 ……………………………………………（147）

　　第二节　急性肾衰竭 ……………………………………………（154）

第七章　血液系统急危重症 ……………………………………………（162）

　　第一节　急性贫血危象 …………………………………………（162）

　　第二节　溶血危象 ………………………………………………（165）

　　第三节　再生障碍危象 …………………………………………（167）

　　第四节　暴发性紫癜 ……………………………………………（175）

　　第五节　弥散性血管内凝血 ……………………………………（177）

　　第六节　急性白血病 ……………………………………………（182）

参考文献 …………………………………………………………………（190）

第一章

绪　论

第一节　急危重症医学的发展

急危重症医学(critical care medicine,CCM)是一门研究危重病症发生、发展特点和规律,并对其进行诊疗的学科,也是一门多学科互相交叉和渗透的新型学科。急危重症医学及重症监护病房(ICU)从诞生起就引起了人们的极大关注。急危重症医学的发展也在不断影响和推进着人类生命救治的理念和技术手段的发展。

一、国外急危重症医学的发展

急危重症医学作为一门新兴的学科,起源于多位学者的天赋和勤奋。在100多年的探索过程中,不同学科的学者因为共同兴趣走到一起。其中不乏杰出者,在不同发展阶段做出了里程碑式的贡献,逐步形成了明确的学术理念。1854—1856年,英国人佛罗伦萨·南丁格尔(Florence Nightingale)在克里米亚战争的医疗工作中,认为很有必要把危重伤员安置在邻近医师站的地方,以便于及时观察和快速医疗及监护,这是最初萌发的ICU概念。约翰·霍普金斯(John Hopkins)医院的沃尔特·爱德华·丹迪(Walter Edward Dandy)教授是美国神经外科的奠基人之一,1929年,他率先开辟了有3张床位的术后恢复室,创建了美国第一家ICU。1930年,马丁·基尔希纳(Martin Kirschner)相继创建了恢复室与混合型ICU病房,并指出集中精干的医师和护士,统一协调急危重症患者的治疗,可显著提高效益。至20世纪30~60年代,因战争、民间创伤、疾病与灾难救治的需要,欧美许多国家先后建立了不同模式的特殊病房及监护室,对急危重症患者救治的医疗理念和技术手段有着重要的推动作用。其中,1943年在北非和意大利战场上建立的"休克病房"就强调了输血和输液、早期手术和集中护理对抢救战伤士兵生命的重要性。1942年,美国波士顿某家饭店的大火直接导致491人丧生,为此,麻省总医院开辟了"烧伤病房",组织相当数量的医护人员对收治的39名幸存者进行了细致的观察和及时治疗,对后来烧伤的临床医疗和研究起了积极的促进作用。1945年,纽约州一家医院建立了"产后恢复室",使孕妇的产后病死率下降了50%～70%。1949－1952年,斯堪的纳维亚半岛发生的脊髓灰质炎疫情席卷全球,因呼吸麻痹导致的病死率达80%以上。在丹麦哥本哈根的一家医院内,感染科主任拉森(H. C. Lassen)面对即将死亡的患儿,请麻醉科医师易卜生(B. Ibsen)共商对策。面对大量因呼吸肌麻痹导致呼吸衰竭的患者,他们史无前例地为75例患者实施了气管内插管,动员了250名医学生进行手法正压通气,动员了260名护士参加床边护理,共消耗250筒氧气,取得的效果极其显著,使患者的病死率降至25%。1953年,Ibsen在哥本哈根第一次建立了不同科室的合作平台,即重症监护病房,开创了跨学科合作的先例,其合作经验及其对ICU发展产生的巨大影响堪称传统的典范,同时也推动了呼吸机的临床应用与发展,使机械通气成为ICU"生命支持"的重要组成部分。此后,很多教学医院相继成立了呼吸ICU,这股浪潮也由北欧传向北美。

1968年美国实验生物学会学术会议期间,有3位不同学术背景的学者率先讨论了有关CCM成立学科及学会等问题,他们是心内科教授马克思·亨利·威尔(Max Henry Weil)、休克研究中心主任洛斯·安吉列斯(Los Angeles)和麻醉科教授皮特·萨法(Peter Safar)。翌年,Weil等特邀28位不同学科的学者扩大讨论,以达成共识。1971年,成立了"危重病医学会"(society of critical care medicine,SCCM)。此后,相继成立了"欧洲危重病医学会(ESICCM)""世界危重病医学会联盟(WFSICCM)""澳大利亚-新西兰危重病医学会(ANZICS)"等。1981年,"西太平洋危重病医学联合会"(WPACCM)成立。2003年,我国以团体会员资格加入WPACCM。2004年,WPACCM扩编,改名为"亚太危重病医学联合会"(APACCM)。

二、我国急危重症医学的发展

我国的急危重症医学起步较晚。20世纪50年代初期,全国各医疗单位多以"抢救小组"的形式来满足特殊急危重症患者的抢救需求。20世纪70年代,个别医院建立起了专门针对呼吸衰竭、肾衰竭和心力衰竭的"三衰"患者集中救治病房,逐步开始了将急危重症患者集中管理的发展模式。1982年,北京协和医院的曾宪九、陈德昌教授等率先创办了国内第一个具有国际先进理念的ICU病房。1989年,当国家卫生健康委员会颁发了医院等级评审标准,明确将ICU建设作为评级条件之一的政策出台后,国内一些大型综合医院相继建立了ICU,但在管理和学术方面均处于探索阶段。1991年召开首届危重病医学学术会议时,仅有50余家医院代表60个ICU(336张床位)参会。1997年,中国病理生理学会危重病专业委员会成立。2003年,在严重急性呼吸综合征(SARS)的大流行中,使更多的人认识了ICU及其所发挥的重要的危重病医疗作用,也促使我国对急危重症患者救治的专业化和管理的规范化成为必然的趋势。2005年3月18日,"中华医学会重症医学分会"被正式批准成立。此后,我国的急危重症医学在禽流感、猪链球菌病、甲型H1N1流感急危重症患者的救治,特别是2008年汶川、2010年玉树地震等多种自然灾害中凸显了优势作用。2006年,卫生部正式颁布了《中国重症医疗病房建设指南》,促使中国的急危重症医学进入发展的快车道。2008年急危重症医学专业获批二级学科。2011年的急危重症医学调查显示,全国接受调查的31个省、市、自治区共计有2 410个ICU。同时,我国的急危重症医学专业队伍也迅猛壮大,急危重症学术年会的参会人数逐年增加,从2005年的首届中华重症医学会学术会议到2013年第六届中华重症医学会学术会议,参会代表从2 000多人增长到6 500多人。现今,随着国家对急危重症医学重点专科的支持,我国的ICU无论是基础设施、从业队伍、学术进展还是科学研究均有了长足发展,其发展之快为医学史上所罕见。

急危重症医学之所以具有如此强大的生命力和受到如此大的重视,与其所取得的业绩和现代医学发展的需要是分不开的。急危重症医学学科发展的必然性和重要性应归因于:①现代科学和生物医学技术的快速发展促进了急危重临床医疗技术的发展。②医疗专科的专业化发展。与其他医疗专科的深入快速发展一样,急危重症医学也在基础理论与研究、医学理念与技术手段方面向着纵深和趋于专业化的方向快速发展。③伴随着国家对卫生事业的日益关注及人民生活水平和医疗水平的不断提高,人们对高质量医疗的需求也在增长。急危重症医学正是响应了现代社会发展的需求,让更多的急危重症患者得到高质量的、专业化的救护。因此,急危重症医学被认为是20世纪60年代医学史上最有意义和最为活跃的医疗学科之一。

第二节　急危重症医学的特点和任务

一、急危重症医学的特点

急危重症医学的主要实践基地是 ICU,其特点:①集中管理医院各类急危重症和高危患者;②集中了最先进的医疗监护和治疗设备;③集中训练有素的、能掌握急危重症医学理论的、有高度应变能力的专业人才;④实施高质量、高效率的医疗。正是因为急危重症患者群体的特殊性,形成了 ICU 不同于普通病房的人员配置、设备投入、管理和质量控制模式。

二、急危重症医学的任务

急危重症医学的主要服务对象是各类急危重症患者。尽管这些患者的原发病因呈多元性,但在疾病演变到危重阶段,其病理生理表现出"共同通路"特征,即可由单器官功能障碍转向多器官功能障碍,包括心、肺、肝、肾、脑、胃、肠等重要脏器的损害,以及凝血、免疫、代谢、内分泌等全身系统功能紊乱并危及生命。因此,急危重症医学的主要工作任务:①对已经存在或可能发生危及生命的急性多器官功能障碍或衰竭患者进行紧急复苏,并进行延续多器官功能的生命支持治疗,为原发病的治疗赢得时间和机会;②重建人体内环境稳定,避免进一步的序贯损伤,创造条件促进器官功能恢复;③针对病因开展积极治疗。

急危重症医学工作任务的实施,就是利用现代化监测设备,对急危重症患者进行连续、定量和动态的监测,及时捕捉病情变化的瞬间信息,综合评断患者的病理生理演变和治疗后反应,并应用最新的医疗思想与方法、先进的生命支持手段对患者实施尽早、尽快、准确、有效的治疗干预,阻断病情恶化的趋势,维持重要器官的功能,协调各器官间的平衡,及时消除不良因素,促使患者病情好转,以挽救患者的生命。

第二章

急危重症常用治疗技术

第一节　气管切开术

气管切开术是切开颈段气管前壁,使患者可经新建通道进行呼吸的一种技术。尤其对需要长期带管的患者,容易耐受、易于清除气道分泌物,可保持数月或数年等优点。

一、适应证

(1)口腔颌面部和咽喉部大手术的预防性气管切开。

(2)需要长时间使用呼吸机者。

(3)已行气管插管,但仍不能顺利排除支气管内分泌物者。

(4)因上呼吸道阻塞、狭窄、头面部外伤等,无法进行气管插管者。

(5)紧急情况下,环甲膜切开术多适用于颌面部、颈椎、头、颈和多发创伤的即刻气道控制,以及其他无法行气管插管的患者,可立即缓解上呼吸道的梗阻。

二、禁忌证

(1)已经明确呼吸道梗阻发生在环甲膜水平以下者为绝对禁忌证。

(2)有出血倾向为相对禁忌证。

三、操作前准备

(一)患者准备

告知患者穿刺目的、操作过程及注意事项,并签署知情同意书;监测患者血压、呼吸、脉搏。

(二)材料准备

气管切开包、消毒用品、麻醉药品、注射器、胶布、无菌手套、简易呼吸器/呼吸机。

(三)操作者准备

戴口罩、帽子,操作前洗手。

四、操作步骤

(一)体位

情况允许,患者取仰卧位,肩下垫枕,头向后仰、颈正中位,充分暴露颈前部气管。不能耐受者可取半卧位。

(二)定位

一般选择第 2、第 3、第 4 气管软骨环。

(三)消毒及检查器械

常规消毒皮肤。戴无菌手套,检查穿刺针是否通畅或检查切开包物品的完整性。

(四)麻醉

局部浸润麻醉,情况紧急可不麻醉。

(五)实施切开

(1)切开皮肤,钝性分离皮下组织至软骨,切断软骨环,做 T 形造口。

(2)逐渐切除气管软骨片,使切口呈规整的圆形,最后插入气管切开导管。

(3)在气管切开的手术中密切观察患者心率、血压及外周血氧饱和度的变化,有异常及时处理。

(4)手术完成后固定气管切开套管,固定缝纫色边带(寸带)松紧,以容纳一个手指为宜,并在套管下垫好纱布垫,并摆好患者体位,整理用物。

五、注意事项

(1)与气管插管的"两点"固定不同,气管切开仅"一点"固定,容易发生移位,导致引流不畅或气管内损伤。

(2)气管切开也容易导致气管狭窄,不能反复操作,第 2 次切开或气管插管的难度皆较大,多用于病情好转后需长期保留人工气道的患者;或一般仅需一次建立人工气道的患者。

(3)防止外套管脱出,若套管脱出又未及时发现,可引起窒息。套管太短、固定带子过松、气管切口过低、颈部肿胀或开口纱布过厚等均可导致外套管脱出。

六、并发症

(一)皮下气肿

皮下气肿是术后常见的并发症,与气管前软组织分离过多,气管切口外短内长或皮肤切口缝合过紧有关。自气管套管周围逸出的气体可沿切口进入皮下组织间隙,沿皮下组织蔓延,气肿可达头面、胸腹部,但一般多限于颈部。大多数于数天后可自行吸收,不需做特殊处理。

(二)出血

术后 24 小时易发生出血,原因多为术中止血不彻底。应及时更换纱布垫,保持呼吸道通畅,及时吸痰。若严重出血则需手术处理。

(三)气胸及纵隔气肿

在暴露气管时,向下分离过多、过深,损伤胸膜后,可引起气胸。右侧胸膜顶位置较高,儿童尤甚,故损伤机会较左侧多。轻者无明显症状,严重者可引起窒息。如发现患者呼吸困难缓解或消失,而不久再次出现呼吸困难时,则应考虑气胸,X 线片可确诊。

(四)气管食管瘘

少见,切开气管前壁时损伤到后壁所致。操作时宜缓慢进针,避免损伤气管后壁。

(五)感染

多发生在手术 48 小时以后,较常见。

七、气管导管脱出的急救

(1)有自主呼吸的患者一旦发生气管套管脱出,首先要安慰患者,帮助患者加强自主呼吸,可用面罩吸氧,然后再重新置管。

(2)无自主呼吸的患者一旦气管套管脱出,分两种情况进行急救。气管切开术后三天局部可形成窦道,在三天内未形成窦道前若发生套管脱出,急救比较困难。①气管切开处窦道形成后发生套管脱出的处理:首先重新置管,如果置入困难,应立即做人工呼吸,胸外按压。②气管切开三天内未形成窦道的急救:试行重新置管,操作时可能困难,要抓紧时间,不成功马上改经口气管插管。重新置管,床边备气管切开包,使用气管牵开器迅速找到气管原切口,将切口暴露,指用气管钩和手指将气管提起使气管插管重新置入。

第二节 正压通气技术

正压通气是呼吸支持技术最重要的组成部分,其生理学效应是全身性的,同时具有"双刃剑"的特点,包括对呼吸力学、肺通气、肺换气、循环及其他胸外脏器的影响,在改善通气与氧合的同时,也可能导致多种并发症,如血流动力学障碍、呼吸机相关肺损伤、呼吸机相关肺炎、与呼吸机诱导的膈肌功能不全等。有创正压通气与无创正压通气均遵循正压通气的原理,但由于无创正压通气具有"漏气通气"的特点,其应用指征与有创正压通气具有很大的不同,其操作影响因素更多。由于各病种具有不同的病理生理特点,其正压通气的目标、通气参数的调节有所不同。

一、正压通气呼吸力学基础与监测

呼吸运动本身是呼吸肌活动产生胸膜腔压力的变化,从而驱动呼吸的流量与容量变化的物理过程。正压通气的基本原理是通过增加气道内压,从而影响呼吸的流量与容量的变化,引起一系列的生理学变化。呼吸力学是以物理力学的观点和方法来研究与呼吸运动有关的压力、容量和流速三要素及相关的顺应性、阻力和呼吸做功等参数特性的一门学科。呼吸力学的动态监测是合理运用机械通气的基础。近年来,随着微处理技术和高灵敏传感器的快速发展,呼吸力学监测已从原来简单的、静态的、有限的数字监测演变为动态的、实时的智能化检测和分析。

(一)常用压力的概念

1.胸膜腔内压(Ppl)

胸膜腔内压又称胸腔内压,是指胸膜腔内的压强与大气压之差。其大小等于肺内压与肺回缩力之差,一般为负压,正常功能残气位时的 Ppl 大约为 -0.5 kPa(-5 cmH$_2$O)。但当用力呼气或正压通气时可为正压。

2.肺泡压(Palv 或 PA)

肺泡压又称肺泡内压,为肺泡内压与大气压的差值,等于胸腔内压与肺的弹性回缩压(Pel)之和,即 Palv＝Ppl＋Pel。肺泡压随着呼吸运动周期性变化。

3.气道压(Paw 或 Pao)

气道压又称气道内压,是指气道内压与大气压的差值,随着呼吸运动呈周期性变化。正压通气的原始作用是增加吸气相的 Paw。

4.跨肺压(PL)

PL 是指 Palv 与 Ppl 之间的差值,即 PL＝Palv－Ppl。然而,在实际应用中难以直接测定 Palv。在气道阻断和流量为零的条件下,Pao 与 Palv 相等;Ppl 通常用食管内压(Peso)来替代。因此,PL＝Pao－Peso(气道阻断和流量为零条件下)。它反映在相应的肺容量时肺的阻抗(主要是弹性回缩力)。PL 与肺容量的关系曲线是肺实质的力学上的重要特征,其斜率代表肺的顺应性,其压力代表在相应的肺容量位的势能。

5.气流驱动压(Pfr)

气流驱动压是指克服摩擦阻力使流体流动的压力差。肺通气的直接驱动力是气道口与肺泡之间的压力差。

6.跨胸壁压(PW)

PW 是指 Ppl 与体表压力(Pbs)的差值,即 PW＝Ppl－Pbs＝Ppl－0＝Ppl。由于呼吸肌的活动会直接导致胸廓的运动,影响 Ppl 的测定。因此,只有在呼吸肌完全放松下和气流为零的条件下,Ppl 才能反映 PW。

7.跨呼吸系统压(Prs)

Prs 是指呼吸运动过程中所需要克服的整个呼吸系统的总体压力,也是引起呼吸运动和肺容量变化的总动力,为 PL 和 PW 的总和,即 Prs＝PL＋PW。对于机械通气的患者,Prs 等于呼吸机的外加压力(通常在气道开口处测得,用 Pao 表示)与呼吸肌收缩产生的压力(Pmus)之和,用公式表示为 Prs＝Pao＋Pmus。如果呼吸肌完全放松(如控制模式通气时),Pmus＝0,Prs＝Pao,通过测定 Pao 就可简单地检测出 Prs;而当完全自主呼吸时,呼吸机的外加压力为 0,Prs＝Pmus,即呼吸肌收缩产生的力量克服呼吸运动的全部能耗。

8.内源性呼气末正压(PEEPi)

呼吸频率过快导致呼气时间过短、呼气阻力增高、高通气量等多种原因可导致呼气末肺泡内残留的气体过多,呼气末肺容积(EELV)高于功能残气位,即存在动态肺过度充气(DPH)。在肺的弹性回缩下导致呼气末肺泡内压为正值,称为 PEEPi,又称 auto-PEEP。PEEPi 根据测定的方法不同可分为静态内源性呼气末正压(PEEPi,st)和动态内源性呼气末正压(PEEPi,dyn)。由于各肺区的时间常数(反映肺泡充盈和排空速度)不一致,PEEPi,st 与 PEEPi,dyn 有一定的差别,一般情况下 PEEPi,dyn＜PEEPi,st。

9.体表压(Pbs)

体表压一般为大气压。通常将大气压作为参照零点,因此其值为 $0 \ cmH_2O$。

(二)呼吸阻力相关指标

1.气道阻力(Raw)

气道阻力是气体流经呼吸道时气体分子间及气体分子与气道壁发生摩擦造成的阻力。因气道开口压和肺泡内压之差是驱动气体在呼吸道流动的直接动力,因此 $Raw=(Pao-Palv)/F=Pfr/F$。气道阻力是非弹性阻力的主要成分,占 $80\%\sim90\%$。

2.弹性阻力(E)

弹性阻力是指弹性组织对抗变形和弹性回位而产生的阻力。弹性阻力的倒数就是顺应性。

3.惯性阻力

惯性阻力是指物体在起动、变速、换向时因惯性所产生的阻止运动的力。通常情况下,惯性阻力可忽略不计。

(三)压力-容积曲线

现代正压通气的主要生理学基础之一是压力-容积曲线(P-V 曲线)。根据检查的压力不同,P-V 曲线包括有呼吸系统、肺或胸廓 P-V 曲线。在机械通气的患者中最常用的是呼吸系统 P-V 曲线,而研究中最常用的是肺的 P-V 曲线,对机械通气中参数的调节具有重要的指导意义。

1.呼吸系统 P-V 曲线

呼吸系统 P-V 曲线是描述肺容积与跨呼吸系统压力之间相互关系的曲线,反映呼吸系统顺应性在不同肺容量位的变化。图形的横坐标是跨呼吸系统压力,纵坐标是肺容积。正常情况下吸气相是一条 S 形曲线,呼气相与吸气相并不完全重合,两者构成一环形,也称 P-V 环。

静态 P-V 曲线能够较好地反映呼吸系统各部位的顺应性特征,但考虑到检测实施的问题,通常以准静态的检测方法获得准静态 P-V 曲线代替静态 P-V 曲线。通常在所有呼吸肌放松和低呼吸流量状态下检测 Pao 与肺容量变化的关系来获得。典型的 S 形曲线的上、下各有一折点,与肺泡的过度扩张和开放有关。在低肺容量区,曲线较平坦,顺应性低。在正常人的功能残气位(FRC),肺与胸廓的弹性回缩力大小相等、方向相反,呼吸系统总压力为零(Prs=0)。中段容量区域曲线陡直几乎呈直性,顺应性最大。正常呼吸发生的压力和容量变化处于此段容量区域内。在高肺容量区域,呼吸系统的顺应性减少。典型的 P-V 环中出现 4 个拐点:吸气肢的低位拐点(LIP)、吸气肢的高位拐点(UIP)、呼气肢的呼气相拐点(EIP)和呼气相低位拐点(LIP,e)。目前临床上主要是应用吸气相的 LIP 和 UIP。以这两个点区分,吸气 P-V 曲线可以分出低位平坦段、中间陡直段和高位平坦段。

2.顺应性(C)

顺应性是指在外力作用下弹性组织的可扩张性,顺应性与弹性阻力呈倒数关系。顺应性的大小通常用单位压力变化(ΔP)所引起的容量变化(ΔV)来表示,即 $C=\Delta V/\Delta P$。

(四)流量-容量曲线

以功能残气量为零点,流量(F)变化为横坐标,潮气量(Vt)变化为纵坐标的关系曲线称为流量-容积曲线(F-V 曲线)。F-V 曲线反映气道阻力和胸肺弹性阻力的综合变化。

(五)有关呼吸做功指标

1.呼吸做功(WOB)

呼吸做功指在每次呼吸过程中,用于克服阻力(肺和胸廓的弹性阻力、气道阻力、组织阻力)而实现肺通气所做的功。呼吸的动力可来源于呼吸肌(正常情况下为吸气肌)和/或呼吸机。WOB 常用呼吸过程所需压力和容积变化的积分表示。

2.弹性功(Wel)

克服呼吸系统弹性阻力所做的功。

3.阻力功(Wres)

克服呼吸阻力(气道阻力,肺组织黏性阻力、胸廓黏性阻力)所做的功。

4.吸气做功(Wi)和呼气做功(Wex)

WOB 可分为吸气做功(Wi)和呼气做功(Wex)。正常人平静呼吸时,吸气过程中吸气肌活动做功,是主动、耗能的。吸气功等于阻力功和弹性功之和。呼气过程依靠肺和胸廓弹性回缩力,是被动、无能耗过程。但当呼气阻力明显增加或通气要求增加时,呼气肌肉参与呼气做功。

5.附加功(WOBimp)

机械通气下,克服呼吸机管路和气管插管所做的功。

6.生理呼吸功（WOBphy）

克服自身阻力所做的功。正常人平静呼吸下为 0.3～0.6 J/L。

7.呼吸机做功

机械通气时呼吸机所做的功。

（六）中枢驱动的相关指标

呼吸中枢驱动是吸气时呼吸中枢发出的激发吸气肌收缩的神经冲动。常用的中枢驱动测定指标有口腔闭合压（P0.1）、平均吸气流量（Vt/Ti）和膈肌肌电图（EMGdi）。过去多数采用 P0.1 和 Vt/Ti 进行评估。近年来，随着食管 EMGdi 检测方法的进步和成熟，采用 EMGdi 进行呼吸中枢驱动的评估明显优于 P0.1 和 Vt/Ti。

二、有创正压通气

有创正压通气是指通过建立人工气道（经鼻或经口气管插管、气管切开），应用正压通气方式，达到维持、改善和纠正患者由于诸多原因所致的急慢性重症呼吸衰竭的一种治疗措施。常见的有创人工气道包括气管插管（包括经口气管插管和经鼻气管插管）和气管切开、喉罩等。有创正压通气为临床医学中不可缺少的生命支持手段，为治疗原发病提供了时间，极大地提高了呼吸衰竭的治疗水平。

有创正压通气是治疗各种类型呼吸衰竭的有效通气方式，临床医师应熟练掌握机械通气的适应证和禁忌证。这是因为使用有创正压通气会对患者的呼吸生理、血流动力学和循环、中枢、胃肠道、肝肾功能等多器官造成影响；并且不同的病情以及同一患者的病情的不同阶段对机械通气的呼吸机模式、参数均有不同的要求，必须要求临床医师随时进行调整，以增加人-机协调性，最大限度减少呼吸机对患者的不良反应，预防和降低机械通气并发症的发生。

（一）适应证

1.心跳、呼吸停止

任何原因引起的心跳、呼吸停止，均应尽早进行心肺脑复苏。及早进行有创呼吸机辅助通气，是心肺复苏的必需治疗之一，可避免因严重缺氧造成的全身器官功能尤其是脑功能的不可逆性的损害。

2.胸、肺部疾病

目前胸、肺部疾病中需要使用有创正压通气的情况包括有慢性阻塞性肺疾病急性加重期（AECOPD）、重症肺炎、急性呼吸窘迫综合征（ARDS）及胸部大手术术后的呼吸支持。针对AECOPD患者,早期可应用无创呼吸机辅助通气,但随着 $PaCO_2$ 水平的升高,患者意识障碍的出现,或出现气道分泌物排出困难,或呼吸肌的疲劳,均应尽早进行有创通气治疗。

重症肺炎、ARDS 患者出现严重呼吸困难伴低氧血症[$PaO_2 < 8.0$ kPa (60 mmHg)]或是呼吸窘迫致辅助呼吸肌的动用明显时,尽管尚能维持 PaO_2 在 8.0 kPa(60 mmHg)水平以上,仍应考虑使用有创通气治疗,避免严重缺氧造成的全身脏器损伤。

大手术术后(心脏及大血管手术、胸部手术)出现低氧血症、呼吸衰竭应及时使用呼吸机治疗。已经进行有创通气的患者,应每天评估心肺功能。

除了有反常呼吸运动的连枷胸是应用有创呼吸机的指征,其他胸部外伤导致的呼吸衰竭无法纠正时,也应及早进行有创正压通气。

3.神经-肌肉系统疾病

神经-肌肉疾病是指一系列累及周围神经系统和/或肌肉的疾病,主要包括运动神经元病、周围神经病、神经-肌肉接头疾病和肌肉疾病等,分为中枢性疾病和周围性疾病。中枢性疾病主要指由呼吸中枢受损产生的中枢性呼吸抑制和受损,常见的有脑卒中、脑炎、脑外伤、脑部手术的直接损伤或各种原因所致的脑水肿、癫痫持续状态等。周围性疾病是指脊髓及脊髓神经根、呼吸肌受损引起的呼吸困难甚至呼吸停止。导致呼吸肌受累的常见神经-肌肉疾病有运动神经元病(如肌萎缩侧索硬化)、多发性周围神经病(如吉兰-巴雷综合征)、神经-肌肉接头传递障碍性肌病(如重症肌无力、炎症性肌病)等。

4.循环系统疾病

尽管有创正压通气后胸腔内压增高可造成回心血量的减少,导致心排血量下降,从而可能造成血流动力学的不稳定,但并非是使用有创通气的禁忌证。如急性肺水肿、心脏疾病(大面积心肌梗死、心肌炎等)、心脏大手术术后等病例,当无创通气无法纠正呼吸衰竭、稳定心肺功能时,应及时进行有创通气治疗。

5.中毒造成的呼吸衰竭

中毒引起的呼吸抑制,继而出现了氧分压下降或二氧化碳潴留,当呼吸衰竭无法缓解,应考虑使用有创呼吸机辅助通气,避免因缺氧造成全身器官损害。临床上常见的是因药物中毒,其中包括各种催眠镇静药,如吗啡、苯二氮䓬类、巴比妥类等;麻醉药过量,如芬太尼、肌松剂、氯胺酮等。此外,急诊多见农药中毒,如有机磷、有机氯等。此时,应使用有创通气治疗直至中毒病因被清除。需要注意的是,由于某些手术过程需要使用肌松剂,因此需重视肌松剂的残余作用。残余肌松剂可引起术后呼吸功能损害和增加术后肺部并发症的发生率,减弱机体对缺氧性通气反应的代偿能力,此时应进行有创通气治疗,直至药物引起的神经-肌肉阻滞作用消失,自主呼吸恢复。

6.腹部外伤、腹腔感染或腹部大手术术后

腹部外伤、腹腔感染或大手术术后需要密切监测腹内压,当患者腹胀明显、腹内压明显增高时,可直接影响肺功能,导致肺顺应性下降、气道阻力增加,使肺通气量、功能残气量、残气容量进行性下降;此外,同步上升的胸膜腔内压升高及肺泡张力下降,也可导致肺血管阻力升高,诱发肺水肿,进而造成肺外 ARDS。因此,针对这类患者,应密切监测腹内压引起的呼吸功能的改变,必要时行有创正压通气,直至病因解除。

总之,掌握应用有创呼吸机的指征是宜早不宜晚,尤其是对大部分急性呼吸衰竭的患者,应密切评估病情,以免增加病死率。当造成呼吸衰竭的病因不明时,应尽早进行有创正压通气治疗,纠正严重低氧血症,在维持患者生命的同时积极寻找病因。另外,如需进行有创通气,应首先建立人工气道。目前建立人工气道的方法主要有 3 种:经口气管插管、经鼻气管插管、气管切开。临床医师应熟练掌握建立人工气道的方法,尤其是存在急性呼吸衰竭、严重低氧血症患者,迅速而有效建立人工气道可以及早缓解低氧血症;同时应注意,在建立人工气道的同时,应做好氧储备,防止因严重低氧血症出现心跳、呼吸停止,从而对患者的生命造成无可挽回的损失。

(二)禁忌证

一般来说,有创正压通气没有绝对的禁忌证。对于进行机械通气的患者,临床医师应针对其病情变化采用适当的通气策略及调整呼吸机参数,减少人-机对抗。对于某些特殊病例,应采用特殊的通气方式,如分侧肺通气等。以下情况可视为有创正压通气的相对禁忌证。

1.严重肺大疱

当 AECOPD 出现呼吸衰竭而无创通气不能缓解病情时,需要进行有创通气治疗。但巨大肺大疱可能在正压通气下出现破裂,导致医源性气胸,加重缺氧。因此,临床医师应熟练掌握呼吸机的通气方式,根据患者病情随时调整呼吸机参数,减少医源性肺损伤;一旦出现气胸,应立即进行引流。

2.张力性气胸及纵隔气肿未行引流

对于气胸,尤其是张力性气胸,应先进行胸腔闭式引流,否则有创正压通气会进一步加重气胸;若病情不允许,应争取两者同时进行。这是因为未经引流的气胸或纵隔气肿会因为正压通气使肺脏破口无法闭合,已闭合的破口也可能因为正压通气重新破裂,从而使得气胸进一步加重,肺组织受压更加明显,甚至造成医源性张力性气胸。对于高危患者,一旦出现低氧等临床表现,应尽早排除气压伤。

3.大咯血或严重误吸引起窒息

因大咯血或严重误吸造成气道阻塞,在气道未通畅前,原则上不宜立即进行机械通气,否则机械通气会将血块或误吸物压入小气道引起阻塞性肺不张;此时应尽早通畅气道,吸出血液或误吸物。注意,在保持气道通畅的同时应密切评估患者呼吸衰竭是否能够纠正,否则应行机械通气治疗。

4.低血容量性休克未纠正

因正压通气可造成回心血量的减少,当低血容量性休克出现血流动力学不稳定时,进行机械通气可进一步加重休克,此时应尽快补足血容量。但值得注意的是,在休克未纠正前患者已经出现了呼吸衰竭乃至危及生命时,也应尽早进行机械通气治疗,同时尽快纠正休克。

5.支气管-胸膜瘘

存在支气管-胸膜瘘的患者进行正压通气时,气体会在支气管-胸膜瘘处进出,若瘘口已与周围胸膜组织粘连,气体不能进入胸膜腔造成肺组织受压;但若瘘口尚未与周围胸膜组织粘连,正压通气的气体可能造成医源性气胸,从而不能达到满意的临床疗效。因此,必须进行机械通气的支气管-胸膜瘘的患者,应尽早针对病因进行治疗,与此同时,根据病情及时调整呼吸机参数,通常可选择高频通气的方式帮助瘘口修复。

6.严重活动性肺结核

当活动性肺结核病灶范围不大时可进行机械通气治疗,如合并大咯血、肺大疱或气胸时应慎用,具体原因可见前述。同时,应做好医院感染的防护,使用密闭式吸痰管及细菌过滤器有助于控制院内感染。

7.急性心肌梗死并心源性休克

以往认为,心肌梗死造成血流动力学不稳定使用机械通气会进一步加重休克,因此将心肌梗死列为有创正压通气的禁忌证。但近年来的观点认为,当心肌梗死合并严重呼吸衰竭时,应尽早进行呼吸机治疗。但此时应密切监测血流动力学,积极针对原发病进行治疗,改善心功能,降低病死率。

8.临床医师对呼吸机性能不了解

当临床医师缺乏应用呼吸机治疗的基本知识或对呼吸机性能不了解时,可能存在不合理使用呼吸机,造成医源性肺损伤。因此,应在有经验的医师指导下进行机械通气,减少对患者的危害。针对不同患者和同一患者病情的变化,应随时评估呼吸机使用的模式和参数,减少人-机对抗。

(三)通气支持方式分类

根据呼吸机通气的机制,可将呼吸机的基本的通气支持方式分为4类:指令(控制)、辅助、支持、自主呼吸。

1.指令通气(MV),亦称控制通气(CV)

呼吸机以预设频率定时触发,按照预设的呼吸频率、吸气时间、潮气量或气道压送气,在达到预设时间时切换为呼气。这种模式下,呼吸机完全代替患者的自主呼吸,因此能最大限度缓解呼吸肌疲劳、降低氧耗。持续指令通气(CMV)模式下,患者在呼吸机预设频率以外的自主呼吸不能触发呼吸机通气,因此,当患者有强烈的吸气动作时,会因不能触发呼吸机通气而引起严重的人-机不同步,所以 CMV 模式只适合用于自主呼吸完全停止或极其微弱者,如全麻、中枢神经系统疾病、镇静药物中毒等。CMV 模式是完全的呼吸机控制通气,患者不能调节自主吸气时间,不能调节自主吸气量。若参数设置不当则会出现过度通气或通气不足,长时间应用该模式也易引起呼吸肌萎缩和呼吸机依赖。

2.辅助通气(AV)

患者存在自主呼吸,通过吸气用力时压力触发或流量触发而触发呼吸机按预设潮气量(或吸气压力)、吸气时间送气,在预设时间切换为呼气。该模式适合于有自主呼吸但通气不足者。该模式人-机同步性高,因此可减少镇静药物应用,锻炼呼吸肌,可作为撤机前准备。该模式缺点:分钟通气量受自主呼吸频率影响,若自主呼吸不稳定将影响通气的稳定性。

3.支持通气(SV)

患者存在自主呼吸,通过吸气用力时压力触发或流量触发而触发呼吸机送气,达到预设的气道压力或潮气量;当患者自主吸气流速下降到设定的呼气灵敏度的流速时,呼吸机停止送气,切换为呼气。该通气方式允许患者自主呼吸,可协助患者克服吸气阻力和扩张气道,减轻患者呼吸做功;该模式由患者自己决定吸气时间、呼气时间、流速、呼吸深度,因此人-机协调性好;亦有利于呼吸功能锻炼。由于吸气动作完全由患者触发,因此该模式适合用于有自主呼吸能力、通气阻力相对较低而需辅助通气的患者,或存在呼吸机疲劳的患者,可以作为撤机模式,但对于呼吸中枢、呼吸运动、呼吸功能不稳定的患者不适合单独应用该通气模式。

4.自主呼吸

与支持通气相类似,该通气模式是由患者自主吸气触发呼吸机送气,但吸气时间、潮气量、吸气与呼气切换则完全由患者自身情况决定。该模式不提供通气辅助,不能用于无自主呼吸或呼吸中枢功能、呼吸肌功能低下的患者。

将上述呼吸机不同的通气目标、通气机制、基本通气支持方式进行相应的组合,成为常见的呼吸机通气模式。由于常用通气模式属于固定的潮气量或压力通气,通气过程中未能自动根据患者呼吸系统的动态性变化引起的气道压或潮气量变化及时调整变化,因此人-机同步性及患者舒适性欠佳,且容易导致气道峰压或平台压升高。新型呼吸机通气模式则能根据所监测的呼吸系统顺应性自动调整合适的送气量,属于智能模式,譬如容量控制压力支持通气、压力调节容量控制通气等。

(四)常用的通气模式

1.指令(控制)、指令(控制)＋辅助模式

(1)压力控制通气(PCV)模式:工作原理是呼吸机快速送气升高气道压直至达预设水平,之后送气速度减慢以维持预设压力直至预设吸气时间结束。由于该通气模式的吸气峰压是预设的,且存在较长的压力平台时间,因此气体分布均匀,不容易发生气压伤。但是为维持恒定的气道压,潮气量会随胸、肺顺应性和气道阻力变化而变化。

(2)容量控制通气(VCV):工作原理是呼吸机在预设吸气时间内送气直至达预设潮气量。该模式能保证潮气量,但气道压力可变,因此容易造成气压伤,对心血管系统影响大。如吸气峰流速不足、触发灵敏度低,患者总呼吸功增加。

由于控制通气模式下,送气完全由呼吸机触发,与自主呼吸无关,患者在呼吸机预设频率以外的自主呼吸不能触发呼吸机通气,容易造成严重人-机不同步,因此现在的呼吸机并无单独的控制通气模式,而是将控制通气与允许自主呼吸的辅助通气相结合,如 A/C 模式、间歇指令通气模式等。

(3)A/C 模式:控制通气(CV)和辅助通气(AV)相结合的通气模式,即呼吸机既可以按预设频率定时触发,也可以由患者自主呼吸触发呼吸机送气,呼吸机按预设潮气量(或吸气压力)、吸气时间送气,在预设时间切换为呼气。如果患者无自主呼吸或者自主呼吸未能触发呼吸机送气,则通气方式为 CV;如果患者存在自主呼吸,且自主呼吸触发的通气频率超过预设频率时,通气方式为 AV;如果自主呼吸触发的呼吸频率低于预设频率时,则通气方式为 A/C。该模式既保证通气的安全性,也提高了人-机同步性。但该模式仍具有与 CV 或 AV 模式相

类似的缺点,即假如参数设置不当,可导致通气不足或通气过度。

部分呼吸机在定容型 A/C 模式中增加 auto-flow 功能:在送气过程中,呼吸机根据患者的吸气用力程度,在一定限度内调节送气气流,使吸气流速与患者用力相适应,提高人-机同步性;潮气量增大,压力变为方波;适合用于高碳酸血症患者。

(4)间歇指令通气(IMV):控制通气(CV)与自主呼吸相结合的通气模式。呼吸机以预设频率定时触发,按照预设的呼吸频率、吸气时间、潮气量或气道压送气,在预设时间切换为呼气;在相邻两次正压通气之间允许患者自主呼吸,并且不受呼吸机预设参数影响。若呼吸机送气与自主呼吸同步,则为同步间歇指令通气(SIMV)。IMV 与 SIMV 的不同之处在于后者存在触发时间窗,当患者自主呼吸触发时间点落在触发时间窗以内,则呼吸机按照预设的呼吸频率、吸气时间、潮气量或气道压送气,在预设时间切换为呼气,即辅助通气;当患者自主呼吸触发时间点落在触发时间窗以外,则为自主呼吸。触发时间窗是呼吸机预设的,不同呼吸机品牌的触发时间窗的位置及时间长度不同,多数设置为指令通气呼吸周期 25%。譬如,倘若呼吸机的触发时间窗位于呼吸周期的前 1/4 的时间段内,当设置呼吸频率为 10 次/分,即呼吸机送气的时间间隔为 6 秒,触发时间窗则位于前该呼吸周期的前 1.5 秒,在这 1.5 秒内,如患者有自主呼吸触发,则呼吸机按照预设参数送气,如没有自主呼吸触发,则在 1.5 秒后,呼吸机将给予一次指令通气。在下一次指令通气及触发时间窗前,如患者有自主呼吸触发,则仅为自主呼吸模式,吸气时间及潮气量等不受呼吸机影响。由于自主呼吸必须通过呼吸机进行,阻力、无效腔增加,会增加患者呼吸做功,因此,该模式常常与压力支持通气相结合,即 SIMVPSV 模式。理论上来说,由于 SIMV 模式具有同步性,可提高患者的舒适度,但是也依然存在人-机不同步的情况。

(5)压力限制通气(PLV):一种压力限制的定容通气模式。先由操作者测定平台压,将平台压+3 cmH$_2$O 设为最大通气压力(限制值),当气道压达到设置的最大通气压力后,呼吸机自动减慢吸气流速,在预设的吸气时间内缓慢地输送剩余的潮气量。对于气道-肺阻力增大者,该模式对气道峰压进行限制,但也容易导致平台压升高;若将压力限制较低,则不能达到期望的潮气量。

2.支持通气

(1)压力支持通气(PSV):预设压力为目标的支持通气模式,压力为方波,流量为递减波,流量转换。压力支持水平和患者自主呼吸的强度决定潮气量,当患者气道阻力增加或肺顺应性降低时,如不及时增加支持的压力水平,则不能保证足够潮气量。单独应用压力支持通气模式时,压力支持水平通常不建议超过 2.0 kPa(20 cmH₂O),若患者需要超过 2.0 kPa(20 cmH₂O)压力支持水平才能获得足够潮气量,说明患者自主呼吸能力不足,应更换为辅助或控制通气模式。当压力支持水平下调<0.8 kPa(8 cmH₂O),则给予的支持压力仅有克服人工呼吸回路阻力的作用。PSV 模式可作为撤机模式,但也常与 SIMV 模式联合应用。

(2)指令频率通气(MRV):属于自主呼吸模式。工作原理为预设目标呼吸频率后,呼吸机持续监测 4 个周期患者的呼吸频率,然后呼吸机自动调整压力支持水平,以维持患者的实际呼吸频率与目标呼吸频率一致。如果患者的实际呼吸频率超过目标呼吸频率 3 次/分,则压力支持水平自动增加 0.1 kPa(1 cmH₂O)。若患者的实际呼吸频率低于目标呼吸频率 3 次/分,则压力支持水平自动降低 0.1 kPa(1 cmH₂O)。该模式目前主要应用于撤机过程。

3.自主呼吸

持续气道正压(CPAP)指自主呼吸的吸气或呼气期间均保持气道正压。优点是使陷闭的肺泡开放,增加肺泡内压和功能残气量,改善通气/血流比例失调,增加氧合。

(五)呼吸机参数设置

呼吸机常规通气参数包括潮气量(Vt)、呼吸频率(f)、吸气时间(Ti)或吸呼比(I/E)、吸气流速、触发敏感度、FiO₂、呼吸末正压(PEEP)、报警范围、湿化器。

1.潮气量的设置

潮气量(Vt)的设定是机械通气时首先要考虑的问题。潮气量调节由一只针状气体流量调节阀控制,顺时针方向调节流量增加,反之则减少。容量控制通气时,潮气量设置的目标是保证足够的气体交换及患者的舒适性,成人潮气量一般为 6~8 mL/kg。潮气量大小的设定应考虑以下因素:胸肺顺应性、气道阻力、呼吸机管道的可压缩容积、氧合状态、通气功能和发生气压伤的危险性。潮气量设置过程中,为防止发生气压伤,一般要求气道平台压力不超过 3.9 kPa(40 cmH₂O)。此外,还要考虑呼吸机的类型,当应用对管路的可压缩容量能自动代偿的呼吸机时,比应用不能自动代偿的呼吸机潮气量要减小,因为此时设置的潮气量就是实际输送给患者的潮气量。潮气量过大,可导致气道压过高和肺泡过度扩张,诱发呼吸机相关性肺损伤,这在 ARDS 患者尤易发生。潮气量过小,易引起通气不足。特殊状况下,如有肺大疱、可疑气胸、血容量减少尚未纠正、血压下降等,先将潮气量设置在较低水平,以预防通气不足;对于脑出血或缺血、脑外伤等中枢系统疾病引起急性呼吸衰竭,在纠正缺氧的前提下,保持轻度过度通气,有助于减轻脑血管扩张,降低颅内压,潮气量可设置为 8~10 mL/kg。对于压力控制通气,潮气量的大小主要由预设的压力水平、吸气时间、呼吸系统的阻力及顺应性决定;最终应根据动脉血气分析进行调整。

2.呼吸频率的设置

呼吸频率(f)的设置应考虑通气模式、潮气量的大小、$PaCO_2$ 目标水平和患者自主呼吸能力等因素。一般新生儿为 40~50 次/分,婴儿为 30~40 次/分,成人通常设定为 12~20 次/分,急/慢性限制性肺疾病如 ARDS、胸廓畸形、肺间质纤维化和大量胸腔积液等也可根据分钟通气量和目标 $PaCO_2$ 水平超过 20 次/分,机械通气 15~30 分钟后,应根据 PaO_2、$PaCO_2$ 和 pH 进一步调整机械通气频率。另外,机械通气频率的设置不宜过快,以避免肺内气体闭陷、产生内源性 PEEP。一旦产生内源性 PEEP,将影响肺通气/血流,增加患者呼吸功,并使气压伤的危险性增加。假如自主呼吸频率快(>28 次/分)时,初始呼吸频率不易设置过低,否则易出现呼吸机对抗,随着引起自主呼吸频率增快原因的去除,再将呼吸频率逐减下调。

3.吸气时间(Ti)或吸呼比(I/E)的设置

机械通气时呼吸机吸呼比的设定应考虑机械通气对患者血流动力学的影响、氧合状态、自主呼吸水平等因素,适当的设置能保持良好的人-机同步性。正常的呼吸方式吸气时间长,呼气时间短,I∶E 通常设置为 1∶(1.5~2.5),平均 1∶2。存在自主呼吸的患者,呼吸机送气应与患者吸气相配合,以保证两者同步。一般吸气需要 0.8~1.2 秒,吸呼比为 1∶(1.5~2)。吸气时间有助于吸入气分布,呼气时间有助于二氧化碳排出。对于控制通气的患者,一般吸气时间较长、吸呼比稍高可提高平均气道压力,改善氧合。但延长吸气时间,减少呼气时间,可导致气体陷闭和内源性 PEEP,应注意监测患者血流动力学的改变。而且,吸气时间过长,患者不易耐受,可能导致人-机对抗,往往需要使用镇静剂,甚至肌松剂,临床应用中需注意。通常对于限制性疾病吸呼比可设置为 1∶(1~1.5),阻塞性通气障碍可适当延长呼气时间,调至 1∶(2.5~3),心功能不全时为 1∶1.5,ARDS 可适当延长吸气时间,甚至反比呼吸。容量控制通气模式可以设定吸气暂停时间,吸气暂停时间一般计入吸气时间内。

4.吸气流速的设置

许多呼吸机需要设定吸气流速,吸气峰流速一般情况下以使气流满足患者吸气努力为目标。容量控制模式下,根据患者吸气力量的大小和分钟通气量,临床上常用的吸气流速,成人为 40~100 L/min,平均 60 L/min;婴儿为 4~

10 L/min。流速与送气时间的乘积即为潮气量,在潮气量设定的条件下,调节吸气流速就是调节吸气时间,吸气流速越高,吸气时间越短;这种情况下潮气量、流速、吸气时间是相互关联的。吸气流速可影响:①气体在肺内的分布;②二氧化碳排出量;③无效腔与潮气量比值和静动脉分流占血流量比值,因此也影响 PaO_2。由于吸气流速的大小将直接影响患者的呼吸功和人-机配合,应引起临床医师重视。流速波形在临床常用减速波或方波。压力控制通气时,吸气峰值流率是由预设压力水平和患者吸气力量共同决定的,还需要设置吸气触发后达到目标压力所需的时间,这一参数在有些呼吸机上为压力上升时间,通常设为 0.05～0.1 秒,在有些呼吸机上为压力上升的斜率,通常设为 75% 左右,一般以使吸气流速恰好满足患者吸气努力为目标。

5.触发灵敏度的设置

此类参数的作用在于决定呼吸机何时向患者送气,合适的触发灵敏度设置将明显使患者更舒适,促进人-机协调。按触发信号的来源可分为由呼吸机触发和患者触发。呼吸机触发一般是指时间触发,参数为呼吸频率,呼吸机按照预设的呼吸频率定时给患者送气。此种触发方式多用于患者自主呼吸较弱或无自主呼吸时,如昏迷状态、全麻术后恢复期患者等。患者触发需要患者存在自主呼吸,触发信号为患者吸气动作导致的管路内流速或压力的变化。这种变化在呼吸机上体现为触发灵敏度,相应的有流速触发灵敏度和压力触发灵敏度。由于呼吸机和人工气道可产生附加阻力,为减少患者的额外做功,应将触发灵敏度设置在较为敏感的水平上,但又不至于引起与患者用力无关的自发切换。一般情况下,压力触发灵敏度通常设为 $-0.20～-0.05$ kPa($-2.0～-0.5$ cmH$_2$O)。气管插管管径过小或狭窄、气道阻塞、肺实质僵硬等均可增加触发系统的不敏感性。流速触发灵敏度通常设为 1～3 L/min。上述两种触发方式可以单独使用,亦可联合应用。值得注意的是,触发灵敏度设置过于敏感时,气道内微小的压力和流量改变即可引起自动触发,反而令患者不适。

6.吸入氧浓度的设置

FiO_2 指呼吸机送入气体中氧气所占的百分比,此参数的调节以能维持患者的血氧饱和度正常为目的。选择 FiO_2 需要考虑患者氧合状况、PaO_2 目标值、PEEP 和血流动力学状态。机械通气初始阶段可应用较高 FiO_2(>60%)以迅速纠正严重缺氧,以后通常设为能维持血氧饱和度>90%前提下的最低氧浓度,由于吸入高浓度氧可产生氧中毒性肺损伤,一般要求吸入氧浓度<60%。低氧血症未得完全纠正时,不能以一直提高 FiO_2 的方式纠正缺氧,可采用其他方式,如

加用 PEEP 等。但如果病情严重,在吸痰前,纤维支气管操作过程中可给予短时间的高浓度氧。

7.呼气末正压的设置

PEEP 指在呼气末维持气道内压为正压,PEEP 具有较为复杂的生理效应,应用PEEP 可增加肺泡内压和功能残气量,在整个呼吸周期维持肺泡的开放,使萎陷的肺泡复张,增加肺的顺应性;能对肺血流的分布产生影响,改善通气/血流比例;还可减少由于内源性 PEEP 造成的吸气功增加等。应用 PEEP 不当可导致气道压增加;胸腔内压升高,回心血量减少,心排血量降低;增加中心静脉压和颅内压。

8.报警设置

呼吸机上所有报警都应该正确予以设置。容量(Vt 或 MV)报警,其临床意义是预防漏气和脱机。高水平设置与 Vt 或 MV 相同;低水平能维持生命的最低 Vt 或 MV 水平;压力报警分上、下限,用于对气道压力的监测。一般情况下,高压限设定在正常气道峰压上 $0.5\sim1$ kPa($5\sim10$ cmH$_2$O),低压下限设定在能保持吸气的最低压力水平。低压报警装置是对脱机的另一种保护措施,高压报警多提示咳嗽、分泌物堵塞、管道扭曲、自主呼吸与机械通气拮抗或不协调等。窒息报警用来监控强制性或自主呼吸。呼吸机停机或患者无呼吸时报警,窒息设置为患者提供完全的通气支持,一般窒息报警多设定>15 秒。FiO$_2$ 报警一般高于或低于实际设置的 FiO$_2$10%$\sim$20%。

9.湿化问题

有创通气患者均应进行气道湿化。进行主动湿化时,建议湿度水平在 $33\sim44$ mgH$_2$O/L,Y 型接头处气体温度在 $34\sim41$ ℃,相对湿度达 100%。高温的报警高限应该是不高于 41 ℃,低温报警值应该以不低于 Y 型管接头处温度 2 ℃为宜。有创通气患者进行被动湿化时,建议热湿交换器提供的吸入气湿度至少达到 30 mgH$_2$O/L。

三、无创正压通气

(一)无创正压通气的概念与范畴

无创通气(NIV)是指无须建立人工气道(气管插管等)的机械通气方法,包括气道内正压通气、胸外负压通气、腹部正压带、植入型膈肌起搏、摇动床等。无创正压通气(NPPV 或 NIPPV)是通过多种类型的接口器连接患者与呼吸机的正压通气方法。双水平正压通气[BiPAP——压力支持(PSV)或压力控制(PCV)+呼气末正压(PEEP)]和持续气道内正压(CPAP)是目前最常用的通气模式。随着无创通气技术的不断发展和临床研究的深入,NPPV 的应用日益普遍,几乎取代了其他几种无创通气的方法。因此,现在狭义的无创通气通常是指 NPPV。因此,后续的叙述主要是针对 NPPV 的临床应用等问题。

(二)NPPV 的总体应用指征

总的来说,与有创通气相似,无创正压通气通过提供有效的呼吸支持,改善患者的通气及气体交换,并降低患者呼吸做功。因此其应用的指征是各种疾病导致的急性呼吸衰竭和慢性呼吸衰竭。

1.患者的病情严重程度

即是否有需要辅助通气的指标:①中至重度的呼吸困难,表现为呼吸急促(COPD 患者的呼吸频率＞24 次/分,充血性心力衰竭患者的呼吸频率＞30 次/分);动用辅助呼吸肌或胸腹矛盾运动;②血气异常[pH＜7.35,$PaCO_2$＞6.0 kPa(45 mmHg)或氧合指数(OI)＜26.7 kPa(200 mmHg)]。

2.对 NPPV 治疗的反应性

症状和血气改善,基础疾病控制;症状和血气保持稳定,基础疾病有所进展,但无紧急插管的指征;符合以上条件者均可继续应用无创正压通气治疗。

3.暂时无应用 NPPV 的禁忌证

对于慢性呼吸衰竭患者,NPPV 应用的参考指征:①疲劳、晨起头痛、嗜睡、夜梦、遗尿、呼吸困难等症状。②肺心病体征。③气体交换障碍:对于限制性肺病和中枢性低通气患者,白天 $PaCO_2$＞6.0 kPa(45 mmHg)或夜间 SaO_2＜90％并持续5 分钟以上或＞10％的总监测时间。对于稳定期 COPD 患者,$PaCO_2$≥7.3 kPa(55 mmHg)或 6.7 kPa(50 mmHg)＜$PaCO_2$≤7.2 kPa(54 mmHg)伴 SaO_2＜88％持续时间＞10％总监测时间。④急性呼吸衰竭缓解后仍持续较长时间的二氧化碳潴留。⑤因急性呼吸衰竭反复住院。⑥无应用 NPPV 的禁忌证。

第三节 深静脉穿刺术

深静脉穿刺术常用的穿刺部位有颈内静脉、锁骨下静脉及股静脉。近年来,彩超引导下的深静脉穿刺术得到越来越广泛的应用,其优点为操作简易,定位准确,尤其是对困难中心静脉置管,可减少徒手穿刺操作中深度与角度的困难把握,很大程度上降低了损伤,增加了操作的成功率和有创操作的安全性。

一、适应证

(1)监测中心静脉压(CVP)。

(2)快速补液、输血或给血管活性药物。

(3)需长期静脉输注高渗或有刺激性可导致周围静脉硬化的液体及实施胃肠外营养。

(4)特殊用途如插入肺动脉导管、心导管检查、安装心脏起搏器等。

(5)进行血液净化如血液透析、滤过或血浆置换。

(6)需长期多次静脉取血化验及临床研究。

(7)无法穿刺外周静脉以建立静脉通路。

二、禁忌证

(1)出血倾向(禁忌行锁骨下静脉穿刺)。

(2)穿刺常用部位局部皮肤外伤或感染。

三、操作前准备

(一)患者准备

置管前应明确适应证,检查患者的出、凝血功能,签署知情同意书。充分暴露穿刺部位,锁骨下静脉穿刺及颈内静脉穿刺时垫肩,头偏向对侧;股静脉穿刺时下肢外旋、外展。向患者解释,缓解其紧张情绪。

(二)材料准备

(1)准备好除颤器及有关的急救药品,床旁 B 超定位及引导可提高穿刺成功率,减少试穿损伤。

(2)准备穿刺器具,包括消毒物品、深静脉穿刺手术包、穿刺针、引导丝、扩张管、深静脉导管(单腔、双腔或三腔)、缝合针线等,以及肝素生理盐水(生理盐水 100 mL+肝素 6 250 U)和局部麻醉药品(1%利多卡因或 1%普鲁卡因)。

(三)操作者准备

无菌手套、无菌手术衣、帽子、口罩。

四、操作步骤

(一)颈内静脉穿刺术

乙状窦穿颅底颈内静脉孔后成为颈内静脉的上段,伴随颈内动脉下降,起初在该动脉之背侧,后达其外侧,向下与颈总动脉(偏内)、迷走神经(偏后)共同位于颈动脉鞘内,颈内静脉在胸锁关节后方与锁骨下静脉汇合成头臂静脉。

1.体位

患者取去枕仰卧位,最好头低 15°～30°(Trendelenburg 体位),以保持静脉充盈和减少空气栓塞的危险性,头转向对侧,肩背垫高。

2.颈部皮肤消毒及检查器械

术者穿无菌手术衣及戴无菌手套,铺无菌单。显露患者胸骨上切迹、锁骨、胸锁乳突肌侧缘和下颌骨下缘。检查导管完好性和各腔通透性。

3.确定穿刺点及穿刺路径

根据穿刺点与胸锁乳突肌的关系可分为前路、中路、后路法,常采用中路法。①中路法:胸锁乳突肌的胸骨头、锁骨头及锁骨组成的三角形称胸锁乳突肌三角,在其顶端处(距锁骨上缘 2～3 横指)进针,针体与皮肤(冠状面)呈 30°,针尖指向同侧乳头方向,针体与胸锁乳突肌锁骨头内侧缘平行,通常在针尖进入皮肤 2～3 mm 后可回抽出暗红色静脉血。②前路法:在胸锁乳突肌前缘中点(距中线约 3 cm),术者左手示、中指向内推开颈总动脉后进针,针体与皮肤呈 30°～50°,针尖指向锁骨中、内 1/3 交界处或同侧乳头,亦可在甲状软骨上缘水平颈总动脉搏动处外侧 0.5～1.0 cm 处进针,针体与皮肤呈 30°～40°,针尖指向胸锁乳突肌三角,与颈内静脉走向一致方向穿刺。但此点易误伤颈总动脉。③后路法:在胸锁乳突肌外缘中、下 1/3 交界处进针,针体水平位,在胸锁乳突肌深部向胸骨上切迹方向穿刺。针尖勿向内侧过深刺入,以防损伤颈总动脉。术者穿无菌手术衣、戴无菌手套、显露胸骨上切迹、锁骨、胸锁乳突肌及下颌骨下缘,常规皮肤消毒、铺巾。

4.局部麻醉及试穿

确认穿刺点,局部浸润麻醉后用局麻针按上述相应进针方向及角度试穿,进针过程中持续轻回抽注射器至见暗红色回血后记住进针方向、角度及深度后拔针。

5.穿刺及置管

(1)静脉穿刺:在选定的穿刺点,沿穿刺方向进针,进针过程中略带负压缓缓进针见回血后,固定穿刺针,防止针尖移动。

(2)置入导丝:将导丝从注射器尾部送入血管内之后退出穿刺针及注射器。

(3)置入扩张器:置入扩张器时应撑紧穿刺部位的皮肤,沿导丝将扩张器旋转进入皮肤、皮下组织,退出扩张器,检查导丝深度。

（4）置入导管：将导管沿导丝置入静脉，置入导管时，导管进入血管后调整导管深度（成人置管深度一般为13~15 cm为宜），将导丝拉出。

（5）冲洗导管：从导管内回抽血证实导管在血管内，立即用含有肝素的生理盐水冲洗各管腔以防止血栓形成，拧上肝素帽。

6.固定

将静脉导管与皮肤固定、缝合，无菌敷料覆盖。

7.确认导管的位置

摄X线胸片以明确不透X线的导管位置，并排除气胸。导管尖端正确位置应处于上腔静脉与右心房交界处。确定导管尖端未扭曲和未贴在上腔静脉管壁上。

（二）锁骨下静脉穿刺置管

锁骨下静脉是腋静脉的延续，长为3~4 cm，直径为1~2 cm，由第1肋外缘行至胸锁关节，在此与颈内静脉汇合成头臂静脉，锁骨下静脉的前上方为锁骨及锁骨下肌，后上方为锁骨下动脉，动静脉之间由前斜角肌隔开，后内方为胸膜顶，下方为第1肋骨上表面。

1.体位

患者去枕仰卧位，肩后垫高，头低15°~30°，使静脉充盈，减少空气栓塞发生的机会，头转向穿刺点对侧。

2.消毒

锁骨中下部皮肤消毒。术者穿无菌手术衣及戴无菌手套，铺无菌单。检查导管完好性，用肝素生理盐水冲洗各腔检查通透性并封闭。

3.确定穿刺点及麻醉

常用锁骨下径路。锁骨下径路穿刺点定位于锁骨中、内1/3端交界处下方1~1.5 cm处，针头朝向胸骨上切迹，确定穿刺点后局部浸润麻醉锁骨中下方皮肤及深部组织，因深度较深，麻醉针一般试穿不到。

4.穿刺

右手持针，针体与胸壁皮肤的夹角小于15°，左手示指放在胸骨上凹处定向，穿刺针进入皮肤后保持负压，针尖指向内侧稍上方，确定穿刺针触及锁骨骨膜后，保持穿刺针紧贴在锁骨后，对准胸骨柄上切迹进针，直至回抽出静脉血，一般进针深度为3~5 cm。如果以此方向进针已达4~5 cm仍无回血时，不可再向前推进，以免损伤锁骨下动脉。此时应徐徐向后退针并边退边抽，往往在撤针过程中抽到回血，说明已穿透锁骨下静脉。在撤针过程中仍无回血，可将针尖撤到皮下而后改变方向(针尖在深部时不可改变方向,以免扩大血管的损伤),使针尖指向甲状软骨,以同样方法徐徐前进,往往可以成功。

5.置管

步骤同颈内静脉穿刺置管步骤。

(三)股静脉穿刺置管

股静脉为髂外静脉的延续,股静脉上段位于股三角内,上界为腹股沟韧带,内侧界为长收肌内侧缘,外侧界为缝匠肌的内侧缘。股三角的血管、神经排列关系分别为股动脉居中,外侧为神经,内侧为股静脉。

1.体位

患者下肢轻度外旋、外展,膝盖稍弯曲。

2.消毒

腹股沟韧带上、下部皮肤消毒,术者穿无菌手术衣及戴无菌手套,铺无菌单。检查导管完好性,注入肝素生理盐水检查各腔通透性并封闭。

3.确定穿刺点及麻醉

穿刺点定位在腹股沟韧带中点下方 2～3 cm,股动脉搏动的内侧 0.5～1 cm。确定穿刺点后,局部浸润麻醉腹股沟下股动脉搏动内侧皮肤及深部组织,可用麻醉针试穿刺,确定穿刺方向。

4.穿刺

穿刺针体与皮肤呈 30°～45°,针尖对准对侧耳进针,穿刺方向与股动脉平行,进入皮肤后穿刺针保持负压,直至回抽出静脉血。

5.置管

步骤同颈内静脉穿刺置管步骤。

五、注意事项

(1)在抗凝治疗或有凝血障碍的患者中,因锁骨下出血后压迫止血困难,因此,此时行锁骨下静脉穿刺置管应视为禁忌。

(2)颅内高压或充血性心力衰竭患者不应采取 Trendelenburg 体位。

(3)颈内静脉穿刺进针深度一般为 3.5～4.5 cm,以不超过锁骨为度。

(4)锁骨下静脉穿刺进针过程中应保持针尖紧贴于锁骨后缘以避免气胸。

(5)股静脉穿刺时,切不可盲目用穿刺针向腹部方向无限制地进针,以免将穿刺针穿入腹腔引起并发症。

(6)注意判断动静脉。①穿刺过程中需注意回血的颜色,一般情况下静脉血为暗红色,动脉为鲜红色。②观察连接穿刺针的注射器内有无搏动性血流,如有搏动性血流考虑误入动脉;如不能正确判定,可通过连接换能器观察压力及波形,判断是否为动脉。③可通过同时抽取动脉血标本比较血氧分压和血氧饱和度来判断。④误穿动脉需退针压迫5～10分钟,若是导管损伤动脉应予加压包扎。

(7)"J"形引导丝的弯曲方向必须和预计的导管走向一致,并保证引导丝置入过程顺畅,否则会出现引导丝打折或导管异位的情况。有时可能出现血管瘪陷使引导丝不能置入,则可选用套管针穿刺,见到回血后,先将套管顺入血管,再经套管下引导丝。

(8)置入导管时必须首先将引导丝自导管的尾端拉出,以防引导丝随导管一起被送入血管引起严重后果。

(9)颈内或锁骨下静脉导管插入困难时,可行 Valsalva 手法(将口鼻闭住,关闭声门,强行呼气,以增加胸膜腔内压,从而减少静脉回流),以增大静脉口径。

(10)置管后各导管尾部均要回抽见血以证实开口在血管内。

六、并发症

(一)感染

常见原因:穿刺过程中无菌操作不严格;术后护理不当,导管留置过久。可根据具体原因做相应处理。多因导丝置入过深,因此在颈内静脉及锁骨下静脉穿刺过程中需常规行心电监护,一旦发生需回撤导丝,停止操作。

(二)心律失常

多因导丝插入过深所致,最好在放置导丝时行心电监测,如有心律失常及时回撤。如心律失常持续则停止操作并进行相应处理。

(三)出血和血肿

针对有出血倾向的患者操作时,尽量先纠正出、凝血障碍,如必须紧急放置导管则尽量减少反复穿刺。如有血管损伤应及时压迫,压迫时间要充分。

(四)气胸

锁骨下进路穿刺时针体与皮肤进针角度过大易误伤锁骨下动脉,应立即退针并从胸骨上压迫止血,严重致血胸者需开胸缝合止血。颈内静脉穿刺损伤动脉者应及时退针局部压迫5～10分钟。

（五）空气栓塞

导管太硬且置导丝太深易穿破心房壁致心脏压塞，需心脏直视手术切开心包。因此不能使用劣质导丝及导管，置管不宜过深。

（六）血胸

穿刺时未使患者处于头低位，穿刺成功后，一旦撤离注射器后静脉与大气相通，由于心脏的舒张作用，空气易进入血管致气栓。因此穿刺时需取头低位，穿刺成功后保持肺在吸气状态下置导丝，这样可减小胸腔负压，预防空气栓塞的发生。

（七）神经及淋巴管损伤

大多由导管留置时间过长或导管扭曲所致，应减少导管留置时间，合适浓度的肝素盐水封管。

（八）血栓形成和栓塞

可由于凝血功能障碍导致血栓形成，大多是导管留置时间过长或导管扭曲导致，应减少导管留置时间，及时应用肝素盐水冲洗，封管液肝素浓度要合适。

（九）乳糜胸

左侧行锁骨下静脉穿刺可以导致乳糜胸，应尽量减少反复穿刺，尽量不要穿刺过深。

（十）胸腔积液

无论是颈内静脉还是锁骨下静脉穿刺时，在送管时如穿透静脉而送入胸腔内，此时液体都输入胸腔内。其表现有以下几点：①从此路给药（麻醉药、肌松药等）均无效；②测量中心静脉压时出现负压；③此路输液通畅但抽不出回血。若出现上述现象应确诊导管在胸腔内，不应再使用此通路，应另行穿刺置管。

第三章

神经系统急危重症

第一节　开放性颅脑损伤

开放性颅脑损伤是颅脑各层组织开放伤的总称,它包括头皮裂伤、开放性颅骨骨折及开放性脑损伤,而不是开放性脑损伤的同义词。硬脑膜是保护脑组织的一层坚韧纤维膜屏障,此层破裂与否,是区分脑损伤为闭合性或开放性的分界线。

开放性颅脑损伤的原因很多,大致划为两大类,即非火器伤与火器伤。

一、非火器性颅脑损伤

各种造成闭合性颅脑损伤的原因都可造成头皮、颅骨及硬脑膜的破裂,造成开放性颅脑损伤,在和平时期的颅脑损伤中,以闭合伤居多,开放性伤约占16.8%,而后者中又以非火器颅脑损伤较多。

(一)临床表现

1.创伤的局部表现

开放性颅脑伤的伤因、暴力大小不一,产生损伤的程度与范围差别极大。创伤多位于前额、额眶部,亦可发生于其他部位,可为单发或多发,伤口整齐或参差不齐,有时沾有头发、泥沙及其他污物,有时骨折片外露,也有时致伤物如钉、锥、铁杆嵌顿于骨折处或颅内。头皮血运丰富,出血较多,当大量出血时,需考虑是否存在静脉窦破裂。

2.脑损伤症状

患者常有不同程度的意识障碍与脑损害表现,脑部症状取决于损伤的部位、范围与程度。其临床表现同闭合性颅脑损伤部分。

3.颅内压改变

开放性脑损伤时,因颅骨缺损、血液、脑脊液及破碎液化坏死的脑组织可经伤口流出,或为脑膨出,颅内压力在一定程度上可得到缓冲。如伴脑脊液大量流失,可出现低颅压状态。创口小时可与闭合性脑损伤一样,出现脑受压征象。

4.全身症状

开放性颅脑损伤时出现休克的机会较多,不仅因外出血造成失血性休克,还可由于颅腔呈开放性,脑脊液与积血外溢,使颅内压增高得到缓解,颅内压引起的代偿性血压升高效应减弱。同时伴有的脊柱、四肢及胸腹伤可有相应的症状及体征。

(二)辅助检查

1.X 线平片

颅骨的 X 线平片检查有助于骨折的范围、骨碎片与异物在颅内的存留情况的了解。

2.颅脑 CT 扫描

可显示颅骨、脑组织的损伤情况,能够对碎骨片及异物定位,发现颅内或脑内血肿等继发性改变。CT 较 X 线平片能更清楚地显示 X 线吸收系数低的非金属异物。

(三)诊断

开放性颅脑损伤一般易于诊断,根据病史、检查伤口内有无脑脊液或脑组织,即可确定开放性损伤的情况。X 线平片及 CT 扫描更有利于伤情的诊断。少数情况下,硬脑膜裂口很小,可无脑脊液漏,初诊时难以确定是否为开放性脑损伤,而往往手术探查时才能明确。

(四)救治原则与措施

1.治疗措施

首先做创口止血、包扎、纠正休克,患者入院后有外出血时,应采取临时性止血措施,同时检查患者的周身情况,有无其他部位严重合并伤,是否存在休克或处于潜在休克。当患者出现休克或处于休克前期时,最重要的是先采取恢复血压的有力措施,加快输液、输血,不必顾虑因此加重脑水肿的问题,当生命体征趋于平稳时,才适于进行脑部清创。

2.手术原则

(1)早期清创:按一般创伤处理的要求,尽早在伤后 6 小时内进行手术。在

31

目前有力的抗生素防治感染的条件下,可延长时限至伤后48小时。

(2)彻底清创手术的要求:早期彻底清除术,应一期缝合脑膜,将开放性脑损伤转为闭合性,经清创手术,脑水肿仍严重者,则不宜缝合硬脑膜,而需进行减压术,避免发生脑疝。

(3)并存脏器伤时,应在输血保证下,迅速处理内脏伤,第二步行脑清创术。这时如有颅内血肿,脑受压危险,伤情特别急,需有良好的麻醉处理,输血、输液稳定血压,迅速应用简捷的方法,制止内出血,解除脑受压。

(4)颅骨缺损一般在伤口愈合后3~4个月进行修补为宜,感染伤口修补颅骨至少在愈合半年后进行。

3.手术方法

应注意的是,术中如发现硬脑膜颜色发蓝、颅内压增高,疑有硬膜下血肿,应切开硬脑膜探查处理。脑搏动正常时,表明脑内无严重伤情,无必要切开探查,以免将感染带入脑部。开放性脑损伤的清创应在直视下进行,逐层由外及里冲净伤口,去除污物、血块,摘除碎骨片与异物,仔细止血,吸去糜烂失活的脑组织,同时要珍惜脑组织,不做过多的切除。保留一切可以保留的脑血管,避免因不必要的电凝或夹闭脑的主要供血动脉及回流静脉引起或加重脑水肿、脑坏死及颅内压增高。脑挫裂伤较严重,颅内压增高,虽经脱水仍无缓解,可容许做内减压术。清创完毕,所见脑组织已趋回缩、颅内压已降低的情况下,缝合硬脑膜及头皮。

钢钎、钉、锥等较粗大锐器刺入颅内,有时伤器为颅骨骨折处所嵌顿。如伤员一般情况好,无明显颅内出血症状者,不宜立即拔出,特别是位于动脉干与静脉窦所在处和鞍区的创伤。应摄头颅X线片了解颅内伤器的大小、形态和方位,如异物靠近大血管时,应进一步行脑血管造影,查明异物与血管等邻近结构的关系,据此制定出手术方案,术前做好充分的输血准备。行开颅手术时,先切除金属异物四周的颅骨进行探查,若未伤及静脉,扩大硬脑膜破口,在直视下,缓缓将异物退出,随时观察伤道深处有无大出血,然后冲洗伤道、止血,放置引流管,缝合修补硬脑膜,闭合伤口,术后24~36小时拔除引流管。

颅面伤所致开放性脑损伤,常涉及颌面、鼻窦,眼部及脑组织。

清创术的要求:①做好脑部清创与脑脊液漏的修补处理。②清除可能引起的创伤感染因素。③兼顾功能与整容的目的。手术时要先扩大额部伤口或采用冠状切口,翻开额部皮瓣,完成脑部清创与硬膜修补术,然后对鼻窦作根治性处理。最后处理眼部及颌面伤。

脑挫裂伤、脑水肿及感染的综合治疗同闭合性颅脑外伤。

二、火器性颅脑损伤

火器性颅脑损伤是神经外科的一个重要课题。战争时期,火器性颅脑损伤是一种严重战伤,尤其是火器性颅脑穿通伤,处理复杂,病死率高。在和平时期也仍然是棘手的问题。创伤医学及急救医学的发展,虽使火器性颅脑损伤的病理生理过程得到进一步阐明,火器性颅脑损伤的抢救速度、诊疗条件也有了很大的提高,但是其病死率仍高。

(一)分类

目前按硬脑膜是否破裂将火器性颅脑损伤简化分为非穿通伤和穿通伤两类。

1.非穿通伤

常有局部软组织或伴颅骨损伤,但硬脑膜尚完整,创伤局部与对冲部位可能有脑挫裂伤,或形成血肿。此类多为轻、中型伤,少数可为重型。

2.穿通伤

穿通伤即开放性脑损伤。颅内多有碎骨片、弹片或枪弹存留,伤区脑组织有不同程度的破坏,并发弹道血肿的机会多,属重型伤,通常将穿通伤又分为以下几种。

(1)盲管伤:只有入口而无出口,在颅内入口附近常有碎骨片与异物,金属异物存留在颅内,多位于伤道的最远端,局部脑挫裂伤较严重。

(2)贯通伤:有入口和出口,入口小,出口大。颅内入口及颅外皮下出口附近有碎骨片,脑挫裂伤严重,若伤及生命中枢,伤员多在短时间内死亡。

(3)切线伤:头皮、颅骨和脑呈沟槽状损伤或缺损,碎骨片多在颅内或颅外。

(4)反跳伤:弹片穿入颅内,受到入口对侧颅骨的抵抗,变换方向反弹停留在脑组织内,构成复杂伤道。

此外按投射物的种类又可分为弹片伤、枪弹伤,也可按照损伤部位来分类,以补充上述的分类法。

(二)损伤机制与病理

火器性颅脑损伤的病理改变与非火器伤有所不同,伤道脑的病理改变分为三个区域。

1.原发伤道区

原发伤道区是反映伤道的中心部位,内含毁损液化的脑组织,与出血和血块交融,杂有颅骨碎片、头发、布片、泥沙及弹片或枪弹等。伤道的近侧可由于碎骨片造成支道,间接增加脑组织损伤范围,远侧则形成贯通伤、盲管或反跳伤。脑膜与脑的出血容易在伤道内聚积形成硬膜外、硬膜下、脑内或脑室内血肿。伤道内的血肿可位于近端、中段与远端。

2.挫裂伤区

在原发伤道的周围,脑组织呈点状出血和脑水肿,神经细胞、少枝胶质细胞及星形细胞肿胀或崩解。致伤机制是由于高速投射物穿入密闭颅腔后的瞬间,在脑内形成暂时性空腔,产生超压现象,冲击波向周围脑组织传递,使脑组织顿时承受高压及相继的负压作用而引起脑挫裂伤。

3.震荡区

震荡区位于脑挫裂区周围,是空腔作用之间接损害,伤后数小时逐渐出现血液循环障碍、充血、淤血、外渗及水肿等,但尚为可逆性。

另外,脑部可能伴有冲击伤,乃因爆炸引起的高压冲击波所致,脑部可发生点状出血、脑挫裂伤和脑水肿。

脑部的病理变化可随创伤类型、伤后时间、初期外科处理及后期治疗情况而有所不同。脑组织的血液循环与脑脊液循环障碍,颅内继发性出血与血肿形成,急性脑水肿,并发感染等,皆可使病理改变复杂化。

(三)临床表现

1.意识障碍

伤后意识水平是判断火器性颅脑损伤轻重的最重要指标,是手术指征和预后估计的主要依据。但颅脑穿通伤有时局部有较重的脑损伤,可不出现昏迷。应强调连续观察神志变化过程,如伤员在伤后出现中间清醒期或好转期,或受伤当时无昏迷随后转入昏迷,或意识障碍呈进行性加重,都反映伤员存在急性脑受压征象。在急性期,应警惕创道或创道邻近的血肿,慢性期的变化可能为脓肿。

2.生命体征的变化

重型颅脑伤员,伤后多数立即出现呼吸、脉搏、血压的变化。伤及脑干部位重要生命中枢者,可早期发生呼吸紧迫,缓慢或间歇性呼吸,脉搏转为徐缓或细远,脉律不整与血压下降等中枢性衰竭征象。呼吸深而慢,脉搏慢而有力,血压升高的进行变化是颅内压增高、脑受压和脑疝的危象,常指示颅内血肿。开放伤引起外出血,大量脑脊液流失,可引起休克和衰竭。出现休克时应注意查明有无胸、腹伤、大的骨折等严重合并伤。

3.脑损伤症状

伤员可因脑挫裂伤、血肿、脑膨出而出现相应的症状和体征。蛛网膜下腔出血可引起脑膜刺激征。下丘脑损伤可引起中枢性高热。

4.颅内压增高

火器伤急性期并发颅内血肿的机会较多,但弥散性脑水肿更使人担忧,主要表现为头痛、恶心、呕吐及脑膨出。慢性期常是由于颅内感染、脑水肿,表现为脑突出,意识转坏和视盘水肿,到一定阶段,反映到生命体征变化,并最终出现脑疝体征。

5.颅内感染

穿通伤的初期处理不彻底或过迟,易引起颅内感染。主要表现为高热、颈强直、脑膜刺激征。

6.颅脑创口的检查

这在颅脑火器伤是一项特别重要的检查。出入口的部位、数目、形态、出血、污染情况均很重要,出入口的连线有助于判断穿通伤是否横过重要结构。

(四)辅助检查

1.颅骨 X 线平片

对颅脑火器伤应争取在清除表面砂质等污染后常规拍摄颅片。拍片不仅可以明确是盲管伤还是贯通伤,颅内是否留有异物,并了解确切位置,对指导清创手术有重要作用。

2.脑超声波检查

观察中线波有无移位作为参考。二维及三维超声有助于对颅内血肿、脓肿,脑水肿等继发性改变的判断。

3.脑血管造影

在无 CT 设备的情况下,脑血管造影有很大价值,可以提供血肿的部位和大小的信息。脑血管造影还有助于对外伤性颅内动脉瘤的诊断。

4.CT 扫描

颅脑 CT 扫描对颅骨碎片、弹片、创道、颅内积气、颅内血肿、弥散性脑水肿和脑室扩大等情况的诊断,既正确又迅速,对内科疗效的监护也有特殊价值。

(五)诊断

作战时,因伤员多,检查要求简捷扼要,迅速明确颅脑损伤性质和有无其他部位合并伤。早期强调头颅 X 线平片检查,对明确诊断及指导手术有重要意义。

晚期存在的并发症、后遗症可根据具体情况选择诊断检查方法:脑超声波、脑血管造影及 CT 扫描等。在和平时期,火器性颅脑损伤伤员如能及时被送往有条件的医院,早期进行包括 CT 扫描在内的各种检查,可使诊断确切,以利早期治疗。

(六)救治原则与措施

1.急救

(1)保持呼吸道通畅:简单的方法是把下颌向前推拉,侧卧,吸除呼吸道分泌物和呕吐物,也可插管过度换气。

(2)抢救休克:早期足量的输血、输液和保持呼吸道通畅是战争与和平时期枪伤治疗的两大原则。

(3)严重脑受压的急救:伤员在较短时间内出现单侧瞳孔散大或很快双瞳变化,呼吸转慢,估计不能转送至手术医院时,则应迅速扩大穿通伤入口,创道浅层血肿常可涌出而使部分伤员获救,然后再考虑转送。

(4)创伤包扎:现场抢救只做伤口简单包扎,以减少出血,有脑膨出时,用敷料绕其周围,保护脑组织以免污染和增加损伤。强调直接送专科处理,但已出现休克或已有中枢衰竭征象者,应就地急救,不宜转送。尽早开始大剂量抗生素治疗,应用 TAT。

2.优先手术次序

大量伤员到达时,伤员手术的顺序大致如下。

(1)有颅内血肿等脑受压征象者,或伤道有活动性出血者,优先手术。

(2)颅脑穿通伤优先于非穿通伤手术,其中脑室伤有大量脑脊液漏及颅后窝伤也应尽早处理。

(3)同类型伤,先到达者,先作处理。

(4)危及生命的胸、腹伤优先处理,然后再处理颅脑伤;如同时已有脑疝征象,伤情极重,在良好的麻醉与输血保证下,两方面手术可同时进行。

3.创伤的分期处理

(1)早期处理(伤后 72 小时以内):早期彻底清创应于 24 小时以内完成,但由于近代有效抗生素的发展,对于转送较迟,垂危或其他合并伤需要紧急处理时,脑部的清创可以推迟至 72 小时。一般认为伤后 3~8 小时最易形成创道血肿,故最好在此期或更早期清创。

(2)延期处理(伤后 3~6 天):伤口如尚未感染,也可以清创,术后缝合伤口,置橡皮引流,或两端部分缝合或不缝依具体情况而定。伤口若已感染,则可扩大伤口和骨孔,使脓液引流通畅,此时不宜脑内清创,以免感染扩散,待感染局限后晚期清创。

(3)晚期处理(伤后 7 天以上):未经处理的晚期伤口感染较重,应先药物控制感染,若创道浅部有碎骨片,妨碍脓液引流,也可以扩大伤口,去除异物,待后择期进一步手术。

(4)二期处理(再次清创术):颅脑火器伤可由于碎骨片、金属异物的遗留、脑脊液漏及术后血肿等情况进行二次手术。

(七)清创术原则与方法

麻醉、术前准备、一般清创原则基本上与平时开放性颅脑损伤的处理相同,在战时,为了减轻术后观察和护理任务,宜多采用局麻或只有短暂的全身麻醉。开颅可用骨窗法和骨瓣法,彻底的颅脑清创术要求修整严重污染或已失活的头皮、肌肉及硬脑膜,摘尽碎骨片,确实止血。对过深难以达到的金属异物不强求在一期清创中摘除。清创术后,颅内压下降,脑组织下塌,脑搏动良好,冲净伤口,缝合修补硬脑膜,缝合头皮,硬脑膜外可置引流 1～2 天。

对于脑室伤,要求将脑室中的血块及异物彻底清创,充分止血,术毕用含抗生素的生理盐水冲净伤口,对预防感染有一定作用,同时可做脑室引流。摘出的碎骨片数目要与 X 线平片之数目核对,避免残留骨片形成颅内感染的隐患。新鲜伤道中深藏的磁性金属异物和弹片,可应用磁性导针伸入伤道吸出。颅脑贯通伤出口常较大,出口的皮肤血管也易于损伤,故清创常先从出口区进行。若入口处有脑膨出或血块涌出,则入口清创优先进行。

下列情况需行减压术,硬脑膜可不予缝合修补:①清创不彻底。②脑挫裂伤严重,清创后脑组织仍肿胀或膨出。③已化脓之创伤,清创后仍需伤道引流。④止血不彻底。

(八)术后处理

脑穿通伤清创术后,需定时观察生命体征、意识、瞳孔的变化,观察有无颅内继发出血、脑脊液漏等。加强抗脑水肿、抗感染、抗休克治疗。保持呼吸道通畅,吸氧。躁动、癫痫高热时,酌情使用镇静药、冬眠药和采用物理方法降温,对于昏迷瘫痪伤员,应定时翻身,预防发生肺炎、压力性损伤和泌尿系统感染。

(九)颅内异物存留

开放性颅脑损伤,特别是火器伤常有金属弹片及碎骨片、草木、泥沙、头发等异物进入颅内。当早期清创不彻底或因异物所处部位较深,难以取出时,异物则存留于颅内。异物存留有可能导致颅内感染,其中碎骨片易伴发脑脓肿,而且可促使局部脑组织退行性改变,极少数金属异物尚可有位置的变动,从而加重脑损伤,从而需手术取出异物。摘除金属异物的手术指征:①直径大于1 cm的金属异物因易诱发颅内感染而需手术。②位于非功能区、易于取出且手术创伤及危险性小。③出现颅内感染征象或顽固性癫痫及其他较严重的临床症状者。④合并有外伤性动脉瘤者。⑤脑室穿通伤,异物进入脑室时,由于极易引起脑室内出血及感染,且异物在脑室内移动可以损伤脑室壁,常需手术清除异物。手术方法可分为骨窗或骨瓣开颅直接手术取除异物及采用立体定向技术用磁性导针或异物钳取除异物。前者有造成附加脑损伤而加重症状的危险,手术宜沿原伤道口进入,避开重要功能区,可应用于表浅部位及脑室内异物取除。近年来,由于立体定向技术的发展,在X线颅骨正侧位片及头部CT扫描准确定位及监控下,颅骨钻孔后,精确地将磁导针插入脑内吸出弹片;或利用异物钳夹出颅内存留的异物。此种方法具有手术简便,易于被患者接受,附加损伤少等优点,但当吸出或钳夹异物有困难时,需谨慎操作,以免损伤异物附近的血管而并发出血。手术前后需应用抗生素预防感染,并需重复注射破伤风抗毒素。

第二节 颅 内 血 肿

一、概述

颅内血肿属颅脑损伤严重的继发性病变,在闭合性颅脑损伤中约占10%;在重型颅脑损伤中占40%～50%。颅内血肿继续发展,容易导致脑疝。因此,颅内血肿的早期诊断和及时手术治疗非常重要。

一般而言,急性颅内血肿量幕上超过20 mL,幕下10 mL即可引起颅内压增高症状。由于脑实质不能被压缩,所以调节颅内压作用主要在脑脊液和脑血容量之间进行。颅内压增高时只有8%的颅腔代偿容积。若颅内高压的发生和发展较为缓和,颅腔容积的代偿力可以充分发挥,这在颅内压监测示容积压力曲线上可以看到。若颅内高压的发生与发展十分急骤,超出容积代偿力,越过容积压力曲线的临界点,则可很快进入失代偿期。此时,颅腔容积的顺应性极差,即使从脑室入出1 mL脑脊液,亦可使压力下降0.4 kPa(3 mmHg)以上。若颅内高压达到平均体动脉压水平时,脑灌注压已少于 2.6 kPa(20 mmHg),则脑血管趋于闭塞,中枢血液供应濒临中断,患者将陷于脑死亡状态。

(一)分类

颅内血肿类型如下。

1.按血肿在颅内结构的解剖层次不同可分为 3 种类型

(1)硬脑膜外血肿:指血肿形成于颅骨与硬脑膜之间者。

(2)硬脑膜下血肿:指血肿形成于硬脑膜与蛛网膜之间者。

(3)脑内(包括脑室内)血肿:指血肿形成于脑实质内或脑室内者(见图 3-1)。

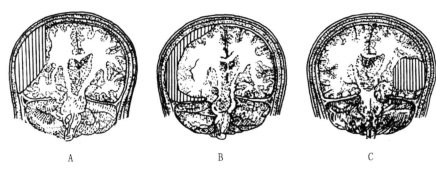

A   B   C

图 3-1 颅内血肿类型

A.硬脑膜外血肿;B.硬脑膜下血肿;C.脑内血肿

2.按血肿的症状出现时间的不同亦分为 3 型

(1)急性型:伤后 3 天内出现者,大多数发生在 24 小时以内。

(2)亚急性型:伤后 4~21 天出现者。

(3)慢性型:伤后 3 周以后出现者。

3.特殊部位和类型的血肿

如颅后窝血肿、多发性血肿等。因其各有临床特点而与一般血肿有所区别。

(二)临床表现

1.症状与体征

(1)头痛、恶心、呕吐:血液对脑膜的刺激或颅内血肿引起颅内压增高可引起症状。一般情况下,脑膜刺激所引起的头痛、恶心和呕吐较轻。在观察中若症状加重,出现剧烈头痛、恶心和频繁呕吐时,可能有颅内血肿,应结合其他症状或必要时采用辅助检查加以确诊。

(2)意识改变:进行性意识障碍为颅内血肿的主要症状之一。颅内血肿出现意识变化过程,与原发性脑损伤的轻重有密切关系,通常有 3 种情况:原发性脑损伤较轻,可见到典型的"中间清醒期"(昏迷→清醒→再昏迷),昏迷出现的早晚与损伤血管的大小或出血的急缓有关,短者仅需 20~30 分钟,长者可达数天,但一般多在 24 小时内。有的伤后无昏迷,经过一段时间后出现昏迷(清醒→昏迷),多见于小儿,容易导致漏诊;若原发性脑损伤较重,则常表现为昏迷程度进行性加深(浅昏迷→昏迷),或一度稍有好转后又很快恶化(昏迷→好转→昏迷);若原发性脑损伤过于严重,可表现为持续性昏迷。一般认为,原发性昏迷时间的长短取决于原发性脑损伤的轻重,而继发性昏迷出现的迟早主要取决于血肿形成的速度。所谓的中间清醒期或中间好转期,实质上就是血肿逐渐长大,脑受压不断加重的过程,因而,在此期内,伤员常有躁动、嗜睡、头痛和呕吐加重等症状。在排除了由于药物引起的嗜睡或由于尿潴留等原因引起的躁动后,即应警惕有并发颅内血肿的可能。

(3)瞳孔改变:对于颅内血肿者,阳性体征的出现极为重要。一侧瞳孔进行性散大,光反应消失,是小脑幕切迹疝的重要征象之一。在瞳孔散大之前,常有短暂的瞳孔缩小,这是动眼神经受刺激的表现。瞳孔散大多出现在血肿的同侧,但约 10% 的伤员发生在对侧。若脑疝继续发展,则脑干受压更加严重,中脑动眼神经核受损,可出现两侧瞳孔均散大,表明病情已进入垂危阶段。

一般情况下,出现两侧瞳孔散大,可迅速注入脱水药物,如一侧缩小而另一侧仍然散大,则散大侧多为脑疝或血肿侧;如两侧瞳孔仍然散大,则表示脑疝未能复位,或由于病程已近晚期,脑干已发生缺血性软化。若术前两侧瞳孔均散大,将血肿清除后,通常总是对侧瞳孔先缩小,然后血肿侧缩小;如术后血肿侧瞳孔已缩小,而对侧瞳孔仍然散大,或术后两侧瞳孔均已缩小,但经过一段时间后对侧瞳孔又再次散大,多表示对侧尚有血肿;如术后两侧瞳孔均已缩小,病情一度好转,但经一段时间后手术侧的瞳孔再度散大,应考虑有复发性血肿或术后脑水肿的可能,还应及时处理。瞳孔散大出现的早晚,也与血肿部位有密切关系。颞区血肿,瞳孔散大通常出现较早,额极区血肿则出现较晚。

(4)生命体征变化:颅内血肿者多有生命体征的变化。血肿引起颅内压增高时,可出现 Cushing 反应,血压出现代偿性增高,脉压增大,脉搏徐缓、充实有力,呼吸减慢、加深。血压升高和脉搏减慢常较早出现。颅后窝血肿时,则呼吸减慢较多见。随着颅内压力的不断增高,延髓代偿功能衰竭,出现潮式呼吸乃至呼吸停止,随后血压亦逐渐下降,并在呼吸停止后,经过一段时间心跳亦停止。如经复苏措施,心跳可恢复,但如血肿未能很快清除,则呼吸恢复困难。一般而言,如果血压、脉搏和呼吸 3 项中有 2 项的变化比较肯定,对颅内血肿的诊断有一定的参考价值。但当并发胸腹腔脏器损伤并发休克时,常常出现血压偏低、脉搏增快,此时颅内血肿的生命体征变化容易被掩盖,必须提高警惕。

(5)躁动:常见于颅内血肿伤员,容易被临床医师所忽视,或不做原因分析即给予镇静剂,以致延误早期诊断。躁动通常发生在中间清醒期的后一阶段,即在脑疝发生(继发性昏迷)前出现。

(6)偏瘫:幕上血肿形成小脑幕切迹疝后,疝出的脑组织压迫同侧大脑脚,引起对侧中枢性面瘫和对侧上下肢瘫痪,同时伴有同侧瞳孔散大和意识障碍,也有少数伤员的偏瘫发生在血肿的同侧,这是因为血肿将脑干推移致对侧,使对侧大脑脚与小脑幕游离缘相互挤压,这时偏瘫与瞳孔散大均发生在同一侧,多见于硬脑膜下血肿;血肿直接压迫大脑运动区,由于血肿的位置多偏低或比较局限,故瘫痪的范围也多较局限,如额叶血肿和额颞叶血肿仅出现中枢性面瘫或中枢性面瘫与上肢瘫,范围较广泛的血肿亦可出现偏瘫,但一般瘫痪的程度多较轻,有时随着血肿的发展,先出现中枢性面瘫,而后出现上肢瘫,最后出现下肢瘫。矢状窦旁的血肿可出现对侧下肢单瘫,跨矢状窦的血肿可出现截瘫。左侧半球血肿还可伴有失语;由伴发的脑挫裂伤直接引起,这种偏瘫多在伤后立即出现。

(7)去脑强直:在伤后立即出现此症状,应考虑为原发性脑干损伤。如在伤后观察过程中出现此症状时,则为颅内血肿或脑水肿继发性脑损害所致。

(8)其他症状:婴幼儿颅内血肿可出现前囟突出。此外,由于婴幼儿的血容量少,当颅内出血量达100 mL左右即可产生贫血的临床表现,甚至发生休克。小儿的慢性血肿可出现头颅增大等。

2.影像学检查

(1)颅骨 X 线平片:在患者身休情况允许时,应行颅骨 X 线平片检查,借此可确定有无骨折及其类型,尚可根据骨折线的走行判断颅内结构可能出现的损伤情况,利于进一步的检查和治疗。颅盖骨折 X 线平片检查确诊率为95%~100%,骨折线经过脑膜中动脉沟、静脉窦走行区时,应注意有无硬脑膜外血肿发生的可能。颅底骨折经 X 线平片确诊率仅为 50% 左右,因此,必须结合临床表现做出诊断,如有无脑神经损伤及脑脊液漏等。

(2)头颅 CT 扫描:目前诊断颅脑损伤最理想的检查方法。可以准确地判断损伤的类型及血肿的大小、数量和位置。脑挫裂伤区可见点、片状高密度出血灶,或为混杂密度;硬脑膜外血肿在脑表面呈现双凸球镜片形高密度影;急性硬脑膜下血肿则呈现新月形高密度影;亚急性或慢性硬脑膜下血肿表现为稍高密度、等密度或稍低密度影。

（3）头颅 MRI 扫描：一般较少用于急性颅脑损伤的诊断。头颅 CT 和 MRI 扫描对颅脑损伤的诊断各有优点。对急性脑外伤的出血，CT 显示较 MRI 为佳，对于亚急性、慢性血肿及脑水肿的显示，MRI 常优于 CT。急性早期血肿在 T_1 及 T_2 加权图像上均呈等信号强度，但亚急性和慢性血肿在 T_1 加权图像上呈高信号，慢性血肿在 T_2 加权图像上可见低信号边缘，血肿中心呈高信号。应注意血肿与脑水肿的 MRI 影像鉴别。

（三）手术技术

1.早期手术

对有颅内血肿可能的伤员，应在观察过程先把头发剃光，并做好手术器械的消毒和人员组织的准备，诊断一经确定，即应很快施行手术。对已有一侧瞳孔散大的脑疝伤员，应在静脉滴注强力脱水药物的同时，做好各项术前准备，伤员一经送到手术室，立即进行手术。对双侧瞳孔散大、病理呼吸、甚至呼吸已经停止的伤员，抢救更应当争分夺秒，立即在气管插管辅助呼吸下进行手术。为了争取时间，术者可带上双层手套（不必刷手），迅速进行血肿部位钻孔，排出部分积血，使脑受压得以暂时缓解，随后再扩大切口或采用骨瓣开颅，彻底清除血肿。

2.钻孔检查

当病情危急，又未做 CT 扫描，血肿部位不明确者，可先做钻颅探查。在选择钻孔部位时，应注意分析损伤的机制，参考瞳孔散大的侧别、头部着力点、颅骨骨折的部位、损伤的性质及可能发生的血肿类型等安排钻孔探查的先后顺序（见图 3-2）。

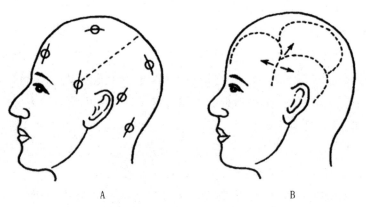

图 3-2　钻孔探查和开颅手术切口设计

A.常用钻孔探查部位；B.开颅手术切口设计

（1）瞳孔散大的侧别：因多数的幕上血肿发生在瞳孔散大的同侧，故首先应选瞳孔散大侧进行钻孔。如双侧瞳孔均散大，应探查最先散大的一侧。如不知何侧首先散大,可在迅速静脉滴入强力脱水药物过程中观察,如一侧缩小而另侧仍散大或变化较少,则首先在瞳孔仍然散大侧钻孔。

(2)头部着力部位:可借头皮损伤的部位来推断头部着力点。如着力点在额区,血肿多在着力点处或其附近,很少发生在对冲部位,应先探查额区和颞区。如着力点在颞区,则血肿多发生在着力部位,但也可能发生在对冲的颞区,探查时宜先探查同侧颞区,然后再探查对侧颞区。如着力点在枕区,则以对冲部位的血肿为多见,探查应先在对侧额叶底区和颞极区,然后同侧的额叶底区和颞极区,最后在着力侧的颅后窝和枕区。

(3)有无骨折和骨折部位:骨折线通过血管沟,并与着力部位和瞳孔散大的侧别相一致时,以硬脑膜外血肿的可能性为大,应首先在骨折线经过血管沟处钻孔探查。若骨折线经过上矢状窦,则应在矢状窦的两侧钻孔探查,并先从瞳孔散大侧开始。如无骨折,则以硬脑膜下血肿的可能性为大,应参考上述的头部着力部位确定钻孔探查顺序。

(4)损伤的性质:减速性损伤的血肿,既可发生在着力部位,也可发生在对冲部位,如枕部着力时,发生对冲部位的硬脑膜下血肿机会较多,故应先探查对冲部位,根据情况再探查着力部位。前额区着力时,应探查着力部位。头一侧着力时,应先探查着力部位,然后再探查对冲部位。加速性损伤,血肿主要发生在着力部位,故应在着力部位探查。

3.应注意多发血肿存在的可能

颅内血肿中约有15%为多发性血肿。在清除一个血肿后,如颅内压仍很高,或血肿量少不足以解释临床症状时,应注意寻找是否还有其他部位的血肿,如深部的脑内血肿和邻近部位的血肿等。怀疑多发血肿,情况容许时,应立即进行 CT 检查,诊断证实后再行血肿清除。

4.减压术

清除血肿后脑迅速肿胀,无搏动,且突出于骨窗处,经注入脱水药物无效者,在排除多发性血肿后,应同时进行减压术。术中脑膨出严重,缝合困难者,预后多不良。

5.注意合并伤的处理

闭合性颅脑伤伤员在观察过程中出现血压过低时,除注意头皮伤的大量失血或婴幼儿颅内血肿所引起外,应首先考虑有其他脏器损伤,而未被发现,必须仔细进行全身检查,根据脏器出血和颅内血肿的急缓,决定先后处理顺序。一般应先处理脏器出血,然后行颅内血肿清除手术。如已出现脑疝,可同时进行手术。

6.复发血肿或遗漏血肿的处理

术后病情一度好转,不久症状又加重者,应考虑有复发性血肿或多发性血肿被遗漏的可能。如及时再次进行手术清除血肿,仍能取得良好效果。如无血肿,则行一侧或双侧颞肌下减压术,也可使伤员转危为安。

(四)并发症及其防治

部分颅内血肿患者同时伴有重型颅脑损伤,因全身处于应激状态和长期昏迷,极易造成全身并发症。其中肺部并发症、肾衰竭、严重上消化道出血及丘脑下部功能失调等严重并发症是临床患者死亡和伤残的主要原因之一,正确处理这些并发症是颅脑救治工作中的重要环节。

1.肺部感染

肺部感染十分常见,它可进一步加重脑损害,形成恶性循环,是导致死亡的重要原因。防治措施如下。

(1)保持呼吸道通畅:①保持口腔清洁,及时彻底清除口腔及呼吸道的分泌物、呕吐物及凝血块等,做好口腔护理,用3%过氧化氢或生理盐水清洗口腔,防止口唇皮肤干燥裂开和及时治疗口腔炎、黏膜溃疡及化脓性腮腺炎等口腔感染。②定时翻身叩背,经常变换患者体位,以利于呼吸道分泌物排出,防止呕吐物误吸,并定时采用拍击震动法协助排痰。定时改变体位除能预防压力性损伤形成外,尚能减轻肺淤血,提高氧气运送能力,克服重力影响造成的气体分布不均,改善通气与灌注的比例,并能促进分泌物的排出。拍击震动可使小支气管分泌物松动而易于排至中气管和大气管中,利于排出体外。③消除舌后坠,舌后坠影响呼吸通畅者,应取侧卧位并抬起下颌或采用侧俯卧位,仰卧时放置咽导管等,以改善呼吸道通气情况。④解除支气管痉挛,由于炎症的刺激,常引起支气管痉挛和纤毛运动减弱或消失,导致通气不畅和痰液积聚,故解除支气管痉挛对防治肺部感染甚为重要,严重支气管痉挛时可用氨茶碱或异丙肾上腺素肌内或静脉注射。一般可用雾化吸入。⑤及时清理呼吸道,彻底吸痰对预防颅脑损伤患者肺部感染是极其重要的,可经口腔、鼻腔或气管切开处吸痰。吸痰动作要轻柔,吸痰管自气管深部左右前后旋转,向外缓慢退出,防止因吸力过大或动作过猛造成口腔、气管黏膜损伤,引起出血。⑥纤维支气管镜吸痰和灌洗,主要用于严重误吸、鼻导管不易插入气管、插入气管内吸痰已无效、或已证实大片肺不张时,应尽早行纤维支气管镜吸痰。吸痰过程中要注意无菌操作。吸痰前要先从X线胸片了解痰液积聚和肺不张的部位,进行选择性吸引;双侧肺病变时应先吸重的一侧,后吸轻的一侧,防止发绀发生。吸引时间不宜过长,一般不超过1分钟。吸痰过程中要进行心电、血压、呼吸和氧饱和度的监测,观察口唇、指甲颜色,遇到心率增快,血压过低或过高,氧饱和度下降明显或发绀严重时应暂停操作,予以大流量面罩吸氧,待情况稳定后重新进行。严重肺部感染患者,即使在纤维支气管镜直视下进行吸痰,有时也难将呼吸道清理干净,此时可采用灌洗方法,将气管插管放入左支气管或右支气管内,注入灌洗液,当患者出现呛咳时,立即向外抽吸。可反复灌洗,左右支气管交替进行,灌洗液中可加入相应的抗生素,目前认为灌洗是治疗严重肺部感染的有效措施。⑦气管切开,颅脑损伤患者咳嗽反应差,如出现误吸、呼吸道梗阻、气管内分泌物增多而排出不畅,或合并颅面伤、颅底骨折及昏迷或预计昏迷时间长的患者,均应尽早行气管切开。气管切开及时能有效解除呼吸道梗阻,易于清除下呼吸道分泌物阻塞,减少通气无效腔,改善肺部通气功能,保证脑组织供氧,对减轻脑水肿和防治肺部感染具有积极重要作用。

(2)加强营养支持治疗,提高机体免疫力:颅脑损伤患者基础代谢率升高,能量消耗增加,蛋白分解利用大于合成,呈低蛋白血症、负氮平衡状态,营养不良可以导致机体免疫力降低。因此,对颅脑损伤患者应采用高热量、高蛋白营养支持治疗,可采用胃肠道内营养和胃肠道外营养两种方式予以补充,必要时应给予输新鲜血及血液制品等支持,同时注意维持水电解质和酸碱平衡。

(3)抗生素的应用:正确及时地选用抗生素,是肺部感染治疗成功的关键。由于颅脑损伤合并肺部感染的致病菌株不断增多,菌群复杂,毒力和侵袭力强的致病菌表现为单纯感染,而毒力和侵袭力弱的致病菌则以混合感染的形式存在。因此,临床用药宜根据细菌敏感试验。在早期尚无药敏试验之前,可根据经验用药。采用足量针对性强的抗生素,严重的混合感染应采用联合用药。临床资料显示,颅脑损伤合并肺部感染的主要病原菌为革兰阴性杆菌,其病死率高达70%。颅脑损伤合并肺部感染诊断一旦明确,经验性给药应选用广谱抗菌力强的抗生素,如第2代或第3代头孢菌素类药物或氟喹诺酮类。在经验性给药后48小时内必须密切观察患者病情,注意症状、体征、体温的变化,痰的性状和数量增减等,以评估患者病情是否好转,同时行必要的痰涂片、细菌培养及药敏试验或其他有助于病因学确诊的检查,为进一步更有效治疗提供依据。治疗中,患者体温持续不退,肺部感染症状体征及X线胸片检查无改善,应考虑是否存在混合感染、二重感染及抗药性病原菌。应根据反复呼吸道分泌物的培养结果,调整抗生素种类和剂量,或采用联合用药,以便达到最佳的治疗效果。抗生素的使用时间应该根据肺部感染的性质和轻重而定，不能停药太早，但也不宜长期用药。一般情况下，体温维持在正常范围 5 天左右，外周血白细胞计数已在正常范围，临床肺部感染症状体征消失者，即可考虑停药。对于严重感染、机体免疫功能低下者，疗程应适当延长。

2.上消化道出血

上消化道出血是颅脑损伤的常见并发症，文献报道其发生率为 16%～47%，多见于下丘脑损伤、脑干损伤、广泛脑挫裂伤及颅内血肿等重症患者，对患者的生命有很大威胁。

(1)预防性措施：①积极治疗原发性病变，如降低增高的颅内压，纠正休克，维持正常血氧浓度，保持水电解质及酸碱平衡等措施，解除机体的持续应激状态。②早期留置胃管，抽吸胃液及观察其性状，有利于早期发现和及时处理。③应用抗酸药物。严重颅脑损伤尤其有下丘脑损伤时，可预防性应用如氢氧化铝凝胶、雷尼替丁或法莫替丁，抑制胃酸分泌，提高胃液 pH 值，减轻胃肠黏膜损害。④维持能量代谢平衡，予以静脉高价营养，纠正低蛋白血症，给予大剂量维生素 A，有助于胃黏膜的再生修复。⑤减少使用大剂量肾上腺皮质激素及阿司匹林等诱发应激性溃疡的药物。

(2)非手术治疗：①密切观察病情，注意血压、脉搏及呕血或黑便的数量。②持续胃肠减压，吸尽胃液及反流的胆汁，避免胃扩张。③停用肾上腺皮质激素。④应用维生素 K、酚磺乙胺、巴曲酶、凝血因子 I 及抗纤维蛋白溶解药等止血药物。⑤建立通畅的静脉通道，对大出血者应立即输血，进行抗休克治疗。⑥抗酸止血治疗，通过中和胃酸、降低胃液 pH 或抑制胃液分泌，达到抗酸止血目的。常用药物包括氢氧化铝凝胶、西咪替丁、雷尼替丁、法莫替丁、奥美拉唑、生长抑素等。⑦局部止血治疗，胃管注入冰盐水去甲肾上腺素液(去甲肾上腺素 6～8 mg 溶于100 mL等渗冰盐水中)，每 4～6 小时可重复使用 1 次。⑧内镜止血治疗，可经内镜注射高渗盐水、肾上腺素混合液或注射医用 99.9% 纯乙醇，使血管收缩，血管壁变性及血管腔内血栓形成而达到止血目的；或经内镜通过激光、高频电凝、热探头及微波等热凝固方式，起到有效的止血作用；也可通过内镜活检管道将持夹钳送入胃腔，直视下对出血部位进行钳夹止血，适用于喷射性小动脉出血。⑨选择性动脉灌注血管紧张素，经股动脉插管，将导管留置于胃左动脉，持续灌注血管紧张素，促使血管收缩，达到止血目的。

(3)手术治疗：部分患者出血量大或反复出血，经非手术治疗无效，应考虑行手术治疗。可根据情况选择全胃切除、胃部分切除、幽门窦切除加迷走神经切除或幽门成形加迷走神经切除等手术方式。

3.急性肾衰竭(ARF)

颅脑损伤出现急性肾衰竭是一严重的并发症,其病情发展快,对机体危害大,如处理不当,可导致严重后果。

(1)预防性措施:①消除病因,积极抗休克,控制感染,及时发现和治疗弥散性血管内凝血,积极治疗脑损伤、清除颅内血肿,防治脑水肿,避免神经源性肾衰竭的发生。②及时纠正水、电解质失衡,对颅脑损伤患者,要补充适量的含钠盐溶液,避免过分脱水,维持有效循环血量,改善和维护肾小管功能和肾小球滤过率,减少肾衰竭的发生。③减轻肾脏毒性损害作用,避免或减少使用对肾脏有损害的抗生素及其他药物(如氨基糖苷类抗生素);积极碱化尿液,防止血红蛋白在肾小管内形成管型;对已有肾功能损害者,减少或停用甘露醇降颅内压,改用甘油果糖或呋塞米注射液,可取得同样降颅压效果;积极控制感染消除内毒素的毒性作用。④解除肾血管痉挛,减轻肾缺血,休克患者伴有肾衰竭时,不宜使用易致肾血管收缩的升压药物(如去甲肾上腺素等);如补充血容量后仍少尿,可用利尿合剂或扩血管药物(如多巴胺)以解除肾血管痉挛。

(2)少尿或无尿期的治疗:①严格控制液体入量,准确记录24小时液体出入量,包括显性失水、隐性失水及内生水,按"量出为入,宁少勿多"的原则进行补液。②控制高钾血症,高血钾是急性肾衰竭的危险并发症,可引起严重心律失常,威胁患者生命。因此,必须每天1或2次监测血清钾离子浓度及心电图变化,及时处理。措施包括禁用钾盐,避免使用含钾离子的药物(青霉素钾盐)、陈旧库存血及控制含钾离子饮食的摄入;彻底清创,减少创面坏死和感染引起的高血钾;积极预防和控制感染,纠正酸中毒,防治缺氧和血管内溶血;供给足够热量,减少蛋白质分解;高渗葡萄糖液加胰岛素静脉滴注,使钾离子转移至细胞内;5%碳酸氢钠对抗钾离子对心脏的毒性作用;应用阳离子交换树脂,每次15 g,口服,每天3次;对抗心律失常:钙剂能拮抗钾离子的抑制心脏作用和兴奋、加强心肌收缩作用,减轻钾离子对心脏的毒性作用。③纠正酸中毒,可根据患者情况给予11.2%乳酸钠,5%碳酸氢钠或7.2%三羟甲基氨基甲烷溶液,每次100~200 mL静脉滴注。④供给足够热量,减少蛋白分解,采用低蛋白、高热量、高维生素饮食,减少机体蛋白质的分解,减轻氮质血症及高血钾。同时应用促进蛋白质合成的激素苯丙酸诺龙或丙酸睾酮。⑤防治感染,患者应适当隔离,注意口腔、皮肤及会阴部的护理。在应用抗生素控制感染时,应考虑药物半衰期在肾功能不全时的延长因素,适当减少用药剂量及用药次数,避免引起肾脏毒性反应或选用对肾脏无毒性损害的抗菌药物。⑥透析治疗,随着透析设备的普及及技术上的提高,对急性肾衰竭患者,近年多主张早期进行透析治疗,对减轻症状、缩短病程、减少并发症和争取良好预后有着重要意义;对防治水中毒、高钾血症及其他电解质紊乱、消除体内代谢毒物或产物、纠正酸中毒、改善全身症状等都有肯定作用。

(3)多尿期的治疗:急性肾衰竭进入多尿期,病情初步好转,患者的尿量明显增加,体内电解质特别是钾离子大量丢失,需积极补充入量,以防止细胞外液的过度丧失造成缺水,补液量以每天出量的 1/3~1/2 为宜,每天根据电解质测定结果,来决定补充适量的钾盐、钠盐,以维持水、电解质的平衡。同时要补充足够的维生素,逐步增加蛋白质的摄入,以保证组织修复的需要,积极治疗感染,预防并发症的发生,纠正贫血,使患者迅速康复。

(4)恢复期的治疗:此期患者仍十分虚弱,还应加强支持治疗,增强抗病能力;定期复查肾功能,避免使用损害肾脏的药物,注意休息,积极治疗原发病,促进肾功能的完全恢复。

二、急性与亚急性硬脑膜外血肿

在颅脑损伤中,硬脑膜外血肿占 30% 左右,可发生于任何年龄,但以 15~30 岁的青年比较多见。小儿则很少见,可能因小儿的脑膜中动脉与颅骨尚未紧密靠拢有关。血肿好发于幕上半球的凸面,绝大多数属于急性,亚急性型者少见,慢性型者更为少见。现在主要讨论急性与亚急性硬脑膜外血肿的内容。

(一)出血来源与血肿位置

1.出血来源

(1)脑膜中动脉:最为常见的动脉破裂出血点。脑膜中动脉经棘孔进入颅腔后,沿脑膜中动脉沟走行,在近翼点处分为前后两支,当有骨折时,动脉主干及分支可被撕破出血,造成硬脑膜外血肿。脑膜中动脉的前支一般大于后支,骨沟也较深,故前支较后支更容易遭受损伤,发生血肿的机会也更多,而且血肿形成的速度也更快。

(2)静脉窦:骨折若发生在静脉窦附近,可损伤颅内静脉窦引起硬脑膜外血肿,血肿多发生在矢状窦和横窦,通常位于静脉窦的一侧,也可跨越静脉窦而位于其两侧,称骑跨性血肿。

(3)脑膜中静脉:与脑膜中动脉伴行,较少损伤,出血较缓慢,容易形成亚急性或慢性血肿。

(4)板障静脉或导血管:颅骨板障内有网状的板障静脉和穿通颅骨的导血管。骨折时出血,流入硬脑膜外间隙形成血肿,系静脉性出血,形成血肿较为缓慢。

(5)脑膜前动脉和筛动脉:是硬脑膜外血肿出血来源中少见的一种,发生于前额部和颅前窝颅底骨折时,出血缓慢,易漏诊。

此外,少数病例并无骨折,可能是外力造成颅骨与硬脑膜分离,以致硬脑膜表面的小血管撕裂,此类血肿形成亦较缓慢。

2.血肿位置

硬脑膜外血肿最多见于颞部区、额顶区和颞顶区。近脑膜中动脉主干处的出血,血肿多在颞区,可向额区或顶区扩展;前支出血,血肿多在额顶;后支出血,则多在颞顶区;由上矢状窦出血形成的血肿则在它的一侧或两侧;横窦出血形成的血肿多在颅后窝或同时发生在颅后窝与枕区。脑膜前动脉或筛动脉所形成的血肿则在额极区或额叶底区。

(二)临床表现

1.症状与体征

(1)颅内压增高:由于血肿形成造成颅内压增高,患者在中间清醒期内,颅内压增高症更为明显,常有剧烈头痛、恶心、呕吐、血压升高、呼吸和脉搏缓慢等表现,并在再次昏迷前患者出现躁动不安。

(2)意识障碍:一般情况下,因为脑原发性损伤比较轻,伤后原发性昏迷的时间较短,多数出现中间清醒或中间好转期,伤后持续性昏迷者仅占少数。中间清醒或中间好转时间的长短,与损伤血管的种类及血管直径的大小有密切关系。大动脉出血急剧,可在短时间内形成血肿,其中间清醒期短,再次昏迷出现较早,多数正数小时内出现。个别严重者或合并严重脑挫裂伤,原发性昏迷未恢复,继发性昏迷又出现,中间清醒期不明显,酷似持续性昏迷。此时,与单纯的严重脑挫裂伤鉴别困难。但可详细了解伤后昏迷过程,如发现昏迷程度有进行性加重的趋势,应警惕有颅内血肿的可能。

(3)神经损害症状与体征:硬脑膜外血肿多发生在运动区及其附近,可出现中枢性面瘫、偏瘫及运动性失语等;位于矢状窦的血肿可出现下肢单瘫;颅后窝硬脑膜外血肿出现眼球震颤和共济失调等。

(4)脑疝症状:当血肿发展很大,引起小脑幕切迹疝时,则出现 Weber 综合征,即血肿侧瞳孔散大,对光反射消失,对侧肢体瘫痪,肌张力增高,腱反射亢进和病理反射阳性。此时伤情多发展急剧,短时间内即可转入脑疝晚期,有双瞳散大、病理性呼吸或去皮质强直等表现。如抢救不及时,即将引起严重的脑干损害,导致生命中枢衰竭而死亡。

2.影像学检查

(1)颅骨X线检查:颅骨骨折发生率高,硬脑膜外血肿患者约有95%显示颅骨骨折,绝大多数发生在着力部位。以线形骨折最多,凹陷骨折少见。骨折线往往横过脑及脑膜血管沟或静脉窦。

(2)CT或MRI检查:对重症患者应作为首选检查项目,不仅能迅速明确诊断,缩短术前准备时间,而且可显示血肿发生的位置,为手术提供准确部位。一般而言,CT的阳性发现在急性期优于MRI。

(3)脑血管造影:在无CT设备时,如病情允许可行脑血管造影检查,在血肿部位显示典型的双凸形无血管区,并有中线移位等影像,在病情危急时,应根据受伤部位、局灶神经症状、体征及X线颅骨平片征象果断进行血肿探查和清除术。

(三)手术技术

1.适应证

(1)伤后有明显的中间清醒期,骨折线经过血管沟或静脉窦,伴有明显脑受压症状和/或出现一侧肢体功能障碍及早期钩回疝综合征者。

(2)头颅CT检查,颅内有较大的血肿,中线明显移位者。

(3)经钻孔探查证实为硬脑膜外血肿者。

2.禁忌证

(1)双侧瞳孔散大,自主呼吸停止1小时以上,经积极的脱水、降颅内压治疗无好转,处于濒死状态者。

(2)患者一般状态良好,CT检查见血肿量较小,且无明显脑受压症状者,在严密观察病情变化情况下,可先行非手术治疗。

3.术前准备

(1)麻醉:一般麻醉方法多采用气管插管全身麻醉,部分患者也可在局部麻醉下进行。可根据血肿部位。应采用相应的体位。

(2)术前认真采集病史,进行全身体格检查和神经系统检查,阅读辅助检查资料,明确诊断,讨论手术方案。

(3)向患者家属交代病情、手术必要性、危险性及可能发生的情况,以求理解。

(4)剃光全部头发,头皮清洗、消毒后用无菌巾包扎。

（5）备血及术前、麻醉前用药。

4.手术入路与操作

如图 3-3 所示。

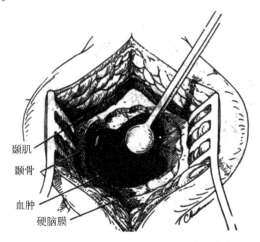

颞肌
颞骨
血肿
硬脑膜

图 3-3 骨窗开颅,硬脑膜外血肿清除术

（1）皮瓣的大小依血肿大小而定,切口一般为马蹄形,基底部较宽,以保证有充足的血液供应。

（2）按常规行皮瓣、肌骨瓣或游离骨瓣开颅,部分患者可行骨窗开颅,开瓣大小要充分,以能全部或大部暴露血肿范围为宜。

（3）翻开骨瓣后可见到血肿,血肿多为暗红色血细胞凝集块,附着在硬脑膜外,可用剥离子或脑压板轻轻将血肿自硬脑膜上游剥离下来,亦可用吸引器将其吸除。血肿清除后如遇到活动小血,应仔细寻找出血来源,探明损伤血管后,应将其电凝或用丝线贯穿结扎,以期彻底止血。位于骨管内段的脑膜中动脉破裂时,可采用骨蜡填塞骨管止血处理。如上矢状窦或横窦损伤,可覆盖吸收性明胶海绵压迫止血,出血停止后,可于静脉窦损伤处,用丝线缝合对吸收性明胶海绵加以固定。对硬脑膜表面的小血管渗血,要一一予以电凝,务求彻底止血。

（4）血肿清除、彻底止血后,应沿骨瓣周围每隔 2～3 cm,用丝线将硬脑膜与骨膜悬吊缝合。如仍存有渗血处,须在硬脑膜与颅骨内板之间放置吸收性明胶海绵止血。对骨瓣较大者,应根据骨瓣大小,于骨瓣上钻数小孔。做硬脑膜的悬吊,尽量消灭无效腔。

（5）硬脑膜外放置引流,回复骨瓣,缝合切口各层。

5.术中注意事项

（1）在清除血肿过程中,如残留薄层血块与硬脑膜紧密粘连,且无活动出血时,不必勉强剥离,以免诱发新的出血。

(2)血肿清除后,如果发现硬脑膜张力很高,脑波动较弱,硬脑膜下方呈蓝色,说明硬脑膜下可能留有血肿,应切开硬脑膜进行探查,如发现有血肿,则按硬脑膜下血肿继续处理。如未见硬脑膜下有血肿并排除邻近部位的脑内血肿时,提示可能在远隔部位存在血肿,应行 CT 复查或钻孔探查,以免遗漏血肿。

(3)如果血肿清除后,受压的脑部不见膨起回复,已无波动,多因脑疝未能复位所致,可将床头放低,行腰椎穿刺,向内注入生理盐水 20～30 mL,常能使脑疝复位,脑即逐渐膨起。若仍处于塌陷状态不见膨起,可经颞叶下面轻轻上抬钩回使之复位,或切开小脑幕游离缘,解除钩回的嵌顿。

(4)特殊紧急情况下,为争取抢救时间,可采取骨窗开颅清除血肿,但术后遗留有颅骨缺损,需后期修补。

6.术后处理

术后处理方面与一般开颅术后处理相同,但出现下列 3 种情况应予特殊处理。

(1)脑疝时间较长,年老体弱,或并发脑损伤较重,脑疝虽已恢复,但估计意识障碍不能在短时间内恢复者,宜早期行气管切开术,保持呼吸道通畅。

(2)对继发严重脑干损伤,术后生命体征不平稳,可采用人工呼吸机辅助呼吸,必要时进行冬眠低温疗法。

(3)对重症患者,如条件许可,应收入重症监护病房,进行监护。

(四)并发症及其防治

除一般颅脑损伤与开颅术后常易发生的并发症外,尤应注意:①术后应严密观察病情变化,发现复发血肿及迟发性血肿,应及时处理;②应妥善控制继发性脑肿胀和脑水肿;③重症患者可并发上消化道出血,术后早期应加以预防;④长期昏迷患者易发生肺部感染,水、电解质平衡紊乱,下丘脑功能紊乱,营养不良,压力性损伤等,在加强护理措施的同时,应及时予以相应的处理;⑤出院后应于 3 个月内进行随访调查,以了解手术效果和可能存在的颅内并发症(见图 3-4)。

三、慢性硬脑膜外血肿

(一)概述

慢性硬脑膜外血肿较少见,指伤后 3 周以上出现血肿者。一般而言,伤后 13 天以上,血肿开始有钙化现象即可作为慢性血肿的诊断依据。

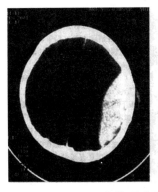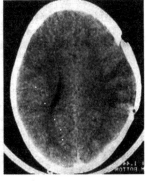

图 3-4 急性硬脑膜外血肿手术前、后

CT 扫描显示血肿已获清除,但术后局部仍有轻度水肿

慢性硬脑膜外血肿的转归与硬脑膜下血肿不同,通常在早期血细胞凝集块状,后期在局部硬脑膜上形成一层肉芽组织,这些肉芽组织可在 CT 上显示。仅有少数慢性血肿形成包膜及中心液化,但为时较久,一般约需 5 周。临床上可发现少数迟发性硬脑膜外血肿,即首次 CT 扫描时无明显影像异常,但在相隔几小时甚至 10 多天之后再次 CT 扫描时才发现血肿,这是指血肿的期龄或病程的急缓。此外,整个硬脑膜外血肿以男性青年较多,原因可能是患者头部外伤时存在硬脑膜的出血源,但因伤后脑组织水肿、其他与此形成的血肿及某些引起颅内压增高的因素,形成了填塞效应而对出血源有压迫作用。但继后来采用过度换气、强力脱水、控制脑脊液漏、清除颅内血肿及手术减压等措施,或因全身性低血压的影响使颅内高压迅速降低,突然失去了填塞效应,故而造成硬脑膜自颅骨剥离,遂引起迟发性硬脑膜外血肿。

(二)临床表现

1.症状与体征

以青年男性为多见,好发部位与急性或亚急性硬脑膜外血肿相似,多位于额区、顶区、枕区等处,位于颞区较少。临床出现慢性颅内高压症状,也可出现神经系统阳性体征,如意识障碍、偏瘫、瞳孔异常或眼部症状等。

2.影像学检查

(1)慢性硬脑膜外血肿的诊断有赖于影像学检查。绝大多数患者有颅骨骨折,骨折线往往穿越硬脑膜血管压迹或静脉窦。

(2)CT 扫描表现典型,见位于脑表面的梭形高密度影,周界光滑,边缘可被增强,偶见钙化。

（3）MRI 扫描 T_1 和 T_2 加权图像上均呈边界锐利的梭形高信号区。

(三)手术技术

1.适应证

对已有明显病情恶化的患者,应及时施行手术治疗。除少数血肿发生液化、包膜尚未钙化者,可行钻孔冲洗引流之外,其余大多数患者须行骨瓣开颅清除血肿,达到暴露充分与不残留颅骨缺损的目的,同时,利于术中查寻出血点和施行止血操作。

2.禁忌证

对个别神志清楚、症状轻微、没有明显脑功能损害的患者,亦有人采用非手术治疗,在 CT 监护下任其自行吸收或机化。

术前准备、手术入路与操作、术中注意事项、术后处理与并发症及其防治与急性、亚急性硬脑膜外血肿处理基本相同。

四、急性与亚急性硬脑膜下血肿

(一)概述

硬脑膜下血肿可分为急性、亚急性和慢性 3 种。急性、亚急性硬脑膜下血肿在闭合性颅脑损伤中占 5%～6%,在颅内血肿中占 50%～60%,为颅内血肿中最常见者,也是颅脑伤患者死亡的主要原因之一。

急性和亚急性硬脑膜下血肿与脑挫裂伤的关系密切,多发生在减速性损伤。大多数血肿的出血来源为脑皮质的静脉和动脉。血肿常发生在着力部位的脑凸面、对冲部位或着力部位的额、颞叶底区和极区,多与脑挫裂伤同时存在,其实为脑挫裂伤的一种并发症,称复合性硬脑膜下血肿。复合性硬脑膜下血肿受继发性脑水肿所引起的颅内压升高的限制,出血量多不大,多局限在挫裂伤部位,与挫伤的脑组织混杂在一起。当然,如脑挫裂伤和脑水肿不重,也可形成较大的血肿。另一种比较少见的称单纯性硬脑膜下血肿。由于桥静脉在经硬脑膜下隙的一段被撕裂或静脉窦本身被撕裂。血肿常分布于大脑凸面的较大范围,以位于额顶区者多见。如回流到矢状窦的桥静脉或矢状窦被撕裂,血肿除位于大脑凸面外,也可分布于两大脑半球间的纵裂内;如果回流到横窦或岩上窦的脑底区静脉撕裂,则血肿也可位于脑底区。单纯性硬脑膜下血肿伴有的原发性脑损伤多较轻,出血量一般较复合型者为多,如及时将血肿清除,多可获得良好的效果。

(二)临床表现

1.症状与体征

临床表现是在脑挫裂伤症状的基础上又加上脑受压的表现。

(1)意识障碍:复合性硬脑膜下血肿临床表现与脑挫裂伤相似,有持续性昏迷,或意识障碍的程度逐渐加重,有中间清醒期或中间好转期者较少,如果出现,时间也比较短暂。单纯性或亚急性硬脑膜下血肿由于出血速度较慢,多有中间清醒期。因此,在临床上,对伴有较重脑挫裂伤的伤员,在观察过程中如发现意识障碍加重时,应考虑有血肿存在的可能。

(2)瞳孔改变:由于病情进展迅速,复合性血肿多很快出现一侧瞳孔散大,而且由于血肿增大,对侧瞳孔亦散大;单纯性或亚急性血肿的瞳孔变化多较慢。

(3)偏瘫:主要有 3 种原因。伤后立即出现的偏瘫是脑挫裂伤所致;由于小脑幕切迹疝所致的偏瘫,在伤后一定时间才出现,常同时出现一侧瞳孔散大和意识进行性障碍;颅内血肿压迫运动区,也在伤后逐渐出现,一般无其他脑疝症状,瘫痪多较轻。复合性血肿时,上述 3 种原因均可存在,而单纯性血肿则主要为后两种原因。

(4)颅内压增高和脑膜刺激症状:出现头痛、恶心、呕吐、躁动和生命体征的变化,颈强直和克氏征阳性等脑膜刺激症状也比较常见。

(5)其他:婴幼儿血肿时,可出现前囟隆起,并可见贫血,甚至发生休克。

2.影像学检查

(1)主要依靠 CT 扫描,既可了解脑挫裂伤情况,又可明确有无硬脑膜下血肿。

(2)颅骨 X 线平片检查发现有半数患者可出现骨折,但定位意义没有硬脑膜外血肿重要,只能用作分析损伤机制的参考。

(3)磁共振成像(MRI)不仅能直接显示损伤程度与范围,同时对处于 CT 等密度期的血肿有独到的效果,因红细胞溶解后高铁血红蛋白释出,T_1、T_2 加权像均显示高信号,故有其特殊优势。

(4)脑超声波检查或脑血管造影检查,对硬脑膜下血肿亦有定侧或定位的价值。

(三)手术技术

1.适应证

(1)伤后意识无明显的中间清醒期,表现有明显脑受压症状和/或出现一侧肢体功能障碍者。

(2)伤后意识进行性加重,出现一侧瞳孔散大等早期脑疝症状者。

(3)头颅 CT 检查示颅内有较大血肿和/或伴有脑挫裂伤,中线明显移位者。

(4)经钻孔探查证实为硬脑膜下血肿者。

2.禁忌证

(1)意识处于深昏迷,双侧瞳孔散大,去皮质强直,自主呼吸停止 1 小时以上,经积极的脱水、降颅压治疗无好转,处于濒死状态者。

(2)患者一般状态良好,CT 检查见血肿量较小和/或伴有局灶性脑挫裂伤,且无明显脑受压症状,中线移位不明显者,在严密观察病情变化情况下,可先行非手术治疗。

3.术前准备

(1)麻醉:一般麻醉方法多采用气管插管全身麻醉,部分患者也可在局部麻醉下进行,可根据血肿部位采用相应的体位。

(2)术前认真采集病史,进行全身体格检查和神经系统检查,阅读辅助检查资料,明确诊断,讨论手术方案。

(3)向患者家属交代病情、手术必要性、危险性及可能发生的情况,以求理解。

(4)剃去全部头发,头皮清洗、消毒后用无菌巾包扎。

(5)备血及术前、麻醉前用药。

4.手术入路与操作

根据血肿是液体状(多为单纯性硬脑膜下血肿和亚急性硬脑膜下血肿)或固体凝血块(多为复合性硬脑膜下血肿),分别采用钻孔引流或骨瓣开颅两种不同的血肿清除方法。急性硬脑膜下血肿往往与脑挫裂伤和脑内血肿并存,且多位于对冲部位的额叶底区和颞极区,易发生于两侧,故多需采用开颅手术清除血肿。

(1)骨瓣开颅切口:按血肿部位不同,分别采取相应骨瓣开颅。因额叶底和额极的对冲伤最为多见,常采用额颞区骨瓣或双侧前额区冠状瓣开颅,具有手术野显露广泛和便于大范围减压的优点,但其缺点为不能充分显露额极区与颞极区及脑的底面,难以彻底清除上述部位坏死的脑组织,及对出血源止血。对损伤严重者可采用扩大的翼点入路切口,即在发际内起自中线旁3 cm,向后延伸,在顶结节前转向额部,再向前下止于颧弓中点。皮瓣翻向前下,额颞骨瓣翻向颞侧,骨窗的下界平颧弓,后达乳突,前达颞窝及额骨隆突后部。这种切口可以充分显露额叶前中区与其底面、外侧裂、颞极和颞叶底区,有利于清除硬脑膜下血肿及止血,易于清除额极区和颞极底区的挫裂伤灶。如血肿为双侧,对侧亦可采用相同切口(见图 3-5)。

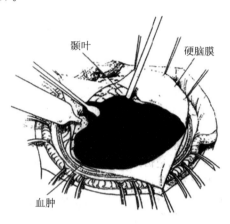

图 3-5　骨瓣开颅,硬脑膜下血肿清除术

(2)钻孔减压:对于脑受压明显,估计颅内压显著升高者,可先在设计的颞区切口线上做小的切开,颅骨钻孔后,切开硬脑膜,清除部分血肿,迅速减轻脑受压。如系两侧血肿,也用同法将对侧血肿放出后再继续扩大开颅完成手术全过程。这样可以避免加重脑移位,防止脑膨出和脑皮质裂伤,及损伤脑的重要结构。

(3)清除血肿:翻开硬脑膜瓣后,先用生理盐水冲洗术野及冲洗出骨瓣下较远部位脑表面的血液,吸除术野内的血块和已挫裂失活的脑组织。对脑皮质出血用积极电凝耐心细致地加以止血,然后分别从颅前窝底和颅中窝底将额叶和颞叶轻轻抬起,探查脑底面挫裂伤灶,用吸引器清除失活的脑组织,并彻底止血,最后用大量生理盐水冲洗出术野内积血。

(4)减压:应视情况而定。如损伤以出血为主,脑挫裂伤不重,血肿清除后见脑组织已自行塌陷、变软、波动良好者,只需将颞鳞区做适当切除,行颞肌下减压即可;如血肿量不太多,脑挫裂伤较重,血肿清除后仍有明显脑肿胀或出现急性脑膨出,并确已证明无其他部位血肿时,在应用脱水药物的同时将额极区和颞极区做适应切除,并弃去骨瓣,行颅内外减压术,否则,术后严重的脑水肿和脑肿胀常常导致脑疝或脑干功能衰竭,导致患者死亡。

(5)关颅:用生理盐水冲洗伤口内积血,用过氧化氢(双氧水)和电凝彻底止血后,将硬脑膜边缘缝在颞肌上,伤灶处置一引流,分层缝合切口。

5.术中注意事项

(1)在翻开骨瓣切开硬脑膜时,要特别注意观察,如果硬脑膜很紧张,脑压很高,最好用宽的脑压板经硬脑膜的小切口伸入硬脑膜下将脑皮质轻轻下压,然后迅速将硬脑膜切口全部剪开,以免在切开硬脑膜的过程中,严重肿胀的脑组织由较小的切口中膨出,造成脑皮质裂伤。

(2)在清除血肿过程中,要特别注意多血管的活动出血,必须耐心细致地探查,避免遗漏并逐一加以电凝止血。

(3)对已挫伤失活的脑组织,必须彻底清除,否则术后脑水肿和颅内压增高难以控制。

6.术后处理

与一般颅脑损伤及开颅术后处理相同,但出现下列3种情况应予特殊处理。

(1)年老体弱,脑疝形成时间较长,原发脑损伤较重,虽经积极治疗脑疝已回复,但估计意识障碍不能在短时间内恢复者,宜早期行气管切开术,保持呼吸道通畅。

(2)对继发严重脑干损伤,术后生命体征不平稳,可采用人工呼吸机辅助呼吸,必要时进行冬眠低温疗法。

(3)对重症患者,如条件许可,应收入重症监护病房,进行生命体征及颅内压动态监护。

(四)并发症及其防治

除一般颅脑损伤与开颅术后常易发生的并发症外,尤应注意下列4种情况:①术后应严密观察病情变化,发现复发性血肿及迟发性血肿,应及时处理;②应妥善控制继发性脑肿胀和脑水肿;③重症患者易并发上消化道出血,术后早期应采取相应措施加以预防;④长期昏迷患者易发生肺部感染、下丘脑功能紊乱、营养不良、压力性损伤等,在加强护理措施的同时,应及时予以相应的处理。

五、慢性硬脑膜下血肿

(一)概述

慢性硬脑膜下血肿是指头部伤后3周以上出现症状者。血肿位于硬脑膜与蛛网膜之间,具有包膜。好发于小儿及老年人,占颅内血肿的10%,占硬脑膜下血肿的25%。起病隐匿,临床表现多不明显,容易误诊。从受伤到发病的时间,一般在1~3个月。

一般将慢性硬脑膜下血肿分为婴幼儿型及成人型。成人型绝大多数都有轻微头部外伤史,老年人额前或枕后着力时,脑组织在颅腔内的移动较大,易撕破脑桥静脉,其次静脉窦、蛛网膜粒等也可受损出血。非损伤性慢性硬脑膜下血肿十分少见,可能与动脉瘤、脑血管畸形或其他脑血管疾病有关。慢性硬脑膜下血肿扩大的原因。可能与患者脑萎缩、颅内压降低、静脉张力增高及凝血机制障碍等因素有关。

婴幼儿慢性硬脑膜下血肿以双侧居多,除由产伤和一般外伤引起外,营养不良、维生素C缺乏病、颅内外炎症及有出血性素质的儿童,甚至严重脱水的婴幼儿,也可发生本病。出血来源多为大脑表面汇入上矢状窦的脑桥静脉破裂所致,非外伤性硬脑膜下血肿则可能由全身性疾病或颅内炎症所致的硬脑膜血管通透性改变引起。

(二)临床表现

1.症状与体征

存在很大差异,可将其归纳为3种类型。①发病以颅内压增高症状为主者较常见,表现为头痛、呕吐、复视和视盘水肿等,但缺乏定位症状,易误诊为颅内肿瘤;②发病以智力和精神症状为主者,表现为头晕、耳鸣、记忆力和理解力减退,反应迟钝或精神失常等,易误诊为神经官能症或精神病;③发病以神经局灶症状和体征为主者,如出现局限性癫痫、偏瘫、失语等,易与颅内肿瘤混淆。婴幼儿型慢性硬脑膜下血肿,常表现有前囟突出、头颅增大类似脑积水的征象,常伴有贫血等症状。

2.影像学检查

(1)头颅CT扫描不仅能从血肿的形态上估计其形成时间。而且能从密度上推测血肿的期龄。一般从新月形血肿演变到双凸形血肿,需3～8周,血肿的期龄平均在3.7周时呈高密度,6.3周时呈低密度,至8.2周时则为等密度。但对某些无占位效应或双侧慢性硬脑膜下血肿的患者,必要时尚需采用增强后延迟扫描的方法,提高分辨率。

(2)MRI扫描更具优势,对CT呈等密度时的血肿或积液均有良好的图像鉴别。

(三)手术技术

1.适应证

慢性硬脑膜下血肿患者的病史相对较长,血肿体积多逐渐增大,大部分经钻孔冲洗引流的简单手术方法即可治愈,故确诊后有症状者都应手术治疗。

2.禁忌证

(1)血肿量过少,且无颅内压增高和脑压迫症状者可暂不行手术。

(2)血肿已形成厚壁甚至钙化,且患者一般情况不佳,难以耐受血肿切除术者,可视为手术禁忌证。

3.术前准备

(1)麻醉:大部分患者可在局部麻醉下进行,可根据血肿部位,应采用相应的体位。

(2)术前认真采集病史,进行全身体格检查和神经系统检查,阅读辅助检查资料,明确诊断,讨论手术方案。

(3)向患者家属交代病情、手术必要性、危险性及可能发生的情况,以求理解。

(4)剃去全部头发,头皮清洗、消毒后用无菌巾包扎。

(5)备血及术前、麻醉前用药。

4.手术入路与操作

(1)钻孔冲洗引流术:①钻孔冲洗引流法,即在血肿最厚的位置将头皮切一个3~5 mm小口,用骨钻经颅骨钻孔,骨缘周围涂抹骨蜡止血,可见硬脑膜发蓝,电凝硬脑膜外小血管,尖刀"十"字划开硬脑膜,可见暗红色陈旧性血液涌出,待大部血液流出后,放入带侧孔的引流管,用生理盐水反复冲洗,直至流出的液体清亮无色、透明为止,保留引流管,将切口缝合,引流管接闭式引流装置,行闭式引流。这种方法简单易行,但遇血肿较大时,冲洗有时不易彻底。②双孔冲洗引流法,于血肿的后上方与前下方各钻1孔。切开硬脑膜后,用2支导管分别置于血肿腔中,用生理盐水反复冲洗,直至流出的液体清亮、无色、透明为止。然后将前方导管拔出缝合切口,保留后方导管,接闭式引流装置,做闭式引流。

(2)骨瓣开颅血肿切除术:根据血肿的部位,沿血肿边缘做一大型骨瓣开颅,皮瓣呈马蹄形。瓣状切开硬脑膜,向中线翻转;如血肿外侧囊壁与硬脑膜粘连致密不易分离时,可将其一同切开和翻转。从血肿上方内侧开始,逐渐将包膜从脑表面分离后切除。如粘连致密不易分离时可留小片包膜,亦可只将外侧包膜切除。严密止血后,按常规缝合关颅。腔内置引流管引流。

5.术中注意事项

(1)采用钻孔冲洗引流术式时,因骨孔较小,插入的导管不宜过硬,而且手法要轻柔,不可强行插入引流管,避免将导管穿过内侧包膜插入脑内造成脑组织损伤,可将骨孔适当扩大以便插入引流管冲洗引流。

（2）冲洗时避免将空气注入血肿腔，应使冲洗与排液均在密闭条件下进行，以防止空气逸入，形成张力性气颅。如用两管开放冲洗时，应用生理盐水填充残腔将空气排出后再行缝合引流。

（3）采用单孔冲洗引流法冲洗较大血肿时，应将引流管更换不同方向冲洗，尽量避免遗留残血。

（4）采用开颅清除血肿术时，提倡在手术显微镜下施行，可以使止血更为彻底，脑组织损伤也较轻微。

6.术后处理

（1）除一般常规处理外，可将床脚垫高，早期补充大量液体（每天 3 500～4 000 mL），避免低颅压，利于脑复位。

（2）记录每24小时血肿腔的引流量及引流液的颜色，如引流量逐渐减少且颜色变淡，表示脑已膨胀，血肿腔在缩小，3～5天后即可将引流管拔除。如颜色为鲜红，多示血肿腔内又有出血，应及时处理。

（四）并发症及其防治

1.脑损伤

脑损伤因放置引流管时操作技术不当而引起，应仔细操作。

2.张力性气颅

张力性气颅发生原因及防止办法已如前述。

3.硬脑膜下血肿

硬脑膜下血肿多为血肿包膜止血不彻底所致，或血肿抽吸后颅内压急剧下降引起桥静脉的撕裂，应及时再次手术处理。

4.硬脑膜外血肿

硬脑膜外血肿多为钻孔时硬脑膜与颅骨间的血管被剥离撕裂引起出血，出血后又使剥离不断扩大，应及时开颅将血肿清除。

六、脑内血肿

（一）概述

外伤性脑内血肿指外伤后发生在脑实质内的血肿，它常与枕部着力的额、颞区对冲性脑挫裂伤并存，也可由着力部位凹陷骨折所致。在闭合性脑损伤中其发生率为 0.5%～1%。外伤性脑内血肿多数属于急性，少数为亚急性。一般分为浅部与深部两型，前者又称复合型脑内血肿，后者又称单纯型脑内血肿，临床上以浅部血肿较多见。浅部血肿多由于挫裂伤的脑皮质血管破裂出血所引起，因此在血肿表面常可有不同程度的脑挫裂伤,时常与急性硬脑膜下血肿同时存在,一般而言,血肿多位于额叶和颞叶前区靠近脑底的部位;深部血肿多位于脑白质内,是脑深部血管破裂出血所致,可向脑室破溃造成脑室内出血,脑表面无明显损伤或仅有轻度挫伤,触诊可有波动感。

(二)临床表现

1.症状与体征

脑内血肿与伴有脑挫裂伤的复合性硬脑膜下血肿的症状极为相似,常出现以下症状与体征。

(1)颅内压增高和脑膜刺激症状:头痛、恶心、呕吐、生命体征的变化等均比较明显。部分亚急性或慢性脑内血肿,病程较为缓慢,主要表现为颅内压增高,眼底检查可见视盘水肿。

(2)意识改变:伤后意识障碍时间较长,观察中意识障碍程度多逐渐加重,有中间清醒期或中间好转期者较少。因脑内血肿常伴有脑挫裂伤或其他类型血肿,伤情变化多较急剧,可很快出现小脑幕切迹疝。

(3)多数血肿位于额叶、颞叶前区且靠近其底面,常缺乏定位体征,位于运动区附近的深部血肿,可出现偏瘫、失语和局限性癫痫等。

2.影像学检查

(1)头颅 CT 扫描:90%以上急性期脑内血肿可显示高密度团块,周围有低密度水肿带;2～4 周时血肿变为等密度,易于漏诊;至 4 周以上时则呈低密度。应注意发生迟发性脑内血肿,必要时应复查头颅 CT 扫描。

(2)紧急情况下可根据致伤机制分析或采用脑超声波定侧,尽早在颞区或可疑的部位钻孔探查,并行额叶及颞叶穿刺,以免遗漏脑内血肿。

(三)手术技术

1.适应证

(1)CT 诊断明确,颅内压增高或局灶症状明显者。

(2)伤后持续昏迷,出现一侧瞳孔散大或双侧瞳孔散大,经积极的脱水和降颅压治疗一侧瞳孔回缩者。

(3)硬脑膜下或硬脑膜外血肿清除后颅内压仍高,脑向外膨出或脑皮质有限局性挫伤,触诊有波动者。

(4)血肿位于重要功能区深部,经穿刺吸引后,血肿无减少,颅内压增高不见改善者。

2.禁忌证

(1)单纯型脑内血肿,血肿量较小,且无颅内压增高或仅轻度增高者。

(2)经穿刺吸引后,血肿已缩小不再扩大,颅内压增高已改善者。

(3)意识处于深昏迷,双侧瞳孔散大,去皮质强直,自主呼吸停止,经积极的脱水、降颅压治疗无好转,自主呼吸无恢复,处于濒死状态者。

3.术前准备

(1)多采用气管插管全身麻醉,钻孔引流手术可采用局部麻醉,根据血肿部位不同,采用适当体位。

(2)术前认真采集病史,进行全身体格检查和神经系统检查,阅读辅助检查资料,明确诊断,讨论手术方案。

(3)向患者家属交代病情、手术必要性、危险性及可能发生的情况,以求理解。

(4)剃去全部头发,头皮清洗、消毒后用无菌巾包扎。

(5)备血及术前、麻醉前用药。

4.手术入路与操作

(1)开颅脑内血肿清除术:选择血肿距表面最近且避开重要功能区处骨瓣开颅,翻开骨瓣时,如遇硬脑膜外或硬脑膜下有血肿时应先行清除。剪开硬脑膜后,检查脑表面有无挫伤,在挫伤重的位置常常可发现浅部的脑内血肿。如看不到血肿,可选择挫伤处为穿刺点,先行电凝脑表回小血管,然后用脑室针逐渐向脑内穿刺确定血肿位置。如脑表面无挫伤,则按 CT 确定的血肿方向在非功能区的脑回上选择穿刺点进行穿刺。确定深部脑内血肿的位置后,电凝脑表面小血管,切开 2~3 cm 的脑皮质,然后用脑压板和吸引器按穿刺的方向逐渐向脑深部分离,直达血肿腔内。探及血肿后,直视下用吸引器将血肿吸除,如有活动性出血予以电凝止血。对软化、坏死的脑组织也要一并清除。彻底止血后,血肿腔内置引流管,关闭切口。如脑组织塌陷,脑波动恢复良好,脑压明显降低,可缝合硬脑膜,还纳骨瓣,逐层缝合头皮关颅;如脑组织仍较膨隆,脑张力较高,可不缝合硬脑膜,去骨瓣减压,逐层缝合头皮关颅。

(2)脑内血肿钻孔穿刺术:适用于血肿已液化,不伴有严重脑挫裂伤及脑膜下血肿的患者。对虽未液化或囊性变,但并无颅内高压或脑受压表现的深部血肿,特别是脑基底核或脑干内的血肿,一般不考虑手术,以免增加神经功能损伤。手术方法:根据脑内血肿的定位,选择非功能区又接近血肿的部位切开头皮长 2~3 cm,颅骨钻孔,孔缘涂抹骨蜡止血。电凝硬脑膜仁的血管,硬脑膜"十"字形切开,电凝脑回表面的血管,选择适当的脑针,按确定的部位,缓缓刺入,达到预定的深度时,用空针抽吸观察。证实到达血肿后,如果颅内压高,可自任血肿积液流出,然后用空针轻轻抽吸,负压不可过大。排除部分血肿积液后,即可抽出脑穿刺针,按脑穿刺针的深度,改用软导管插入血肿腔,用生理盐水反复冲洗,直至冲洗液变清亮为止。留置导管经穿刺孔引出颅外,接闭式引流装置,术后持续闭式引流,持续引流期间,在严格无菌操作下,可经引流管注入尿激酶溶解固态血块,加强引流效果。

5.术中注意事项

(1)清除脑深部血肿时,脑皮质切口应选择非功能区和距脑表面最近的部位,不宜过大,以免加重脑损伤。

(2)提倡在手术显微镜下进行手术,以期止血彻底,脑损伤轻微。

(3)在处理接近脑组织的血肿时,应减轻吸引力,以防出现新的出血和加重脑的损伤。对与脑组织粘连较紧的血块不必勉强清除,以防引发新的出血。

(4)钻孔穿刺冲洗时,应避免将空气带入血肿腔。

6.术后处理

(1)对原发脑损伤较重,估计意识障碍不能在短时间内恢复者,应早期行气管切开术,保持呼吸道通畅。

(2)对继发严重脑干损伤,术后生命体征不平稳,可采用人工呼吸机辅助呼吸,在密切观察病情的前提下,可行冬眠低温疗法。

(3)对重症患者,如条件许可,应收入重症监护病房,进行生命体征及颅内压动态监护。

(四)并发症及其防治

(1)术后应严密观察病情变化,发现复发性及迟发性血肿,应及时处理。

(2)应妥善控制继发性脑肿胀和脑水肿。

(3)重症患者易并发上消化道出血,术后应早期采取相应措施加以预防。

(4)长期昏迷患者易发生肺部感染,水、电解质平衡紊乱,下丘脑功能紊乱,营养不良,压力性损伤等,在加强护理措施的同时,应及时予以相应的处理。

七、颅后窝血肿

(一)概述

颅后窝血肿包括小脑幕以下的硬脑膜外、硬脑膜下、脑内及多发性等4种血肿。按其出现症状的时间可分为急性、亚急性和慢性3种。颅后窝血肿较为少见,占颅内血肿的 2.6％～6.3％,易引起小脑扁桃体疝及中枢性呼吸、循环衰竭,病情极为险恶,病死率达 15.6％～24.3％。颅后窝血肿常由枕区着力的损伤所引起。颅后窝血肿中,以硬脑膜外血肿多见,出血多来自横窦,也可来自窦汇、脑膜血管、枕窦或乙状窦等。临床上以亚急性表现者为多见。硬脑膜下血肿较少见,常伴有小脑、脑干损伤,血肿主要来源于小脑表面的血管或注入横窦的静脉破裂,亦可来源于横窦和窦汇的损伤。小脑内的血肿罕见,因小脑半球挫裂伤引起。血肿范围以单侧者多见,双侧者较少。颅后窝血肿中约有 1/3 合并其他部位的颅内血肿,以对冲部位的额叶底区和颞极区硬脑膜下血肿为多见。颅后窝硬脑膜外血肿亦可伴发横窦上方的枕区硬脑膜外血肿(即骑跨性血肿)。

(二)临床表现

1.症状与体征

(1)枕部头皮伤:大多数颅后窝血肿在枕区着力部位有头皮损伤,在乳突区或枕下区可见皮下淤血(Battle 征)。

(2)颅内压增高和脑膜刺激症状:可出现剧烈头痛,频繁呕吐,躁动不安,亚急性或慢性血肿者可出现视盘水肿。

(3)意识改变:约半数有明显中间清醒期,继发性昏迷多发生在受伤 24 小时以后,若合并严重脑挫裂伤或脑干损伤时则出现持续性昏迷。

(4)小脑、脑干体征:意识清醒的伤员,半数以上可查出小脑体征,如肌张力低下、腱反射减弱、共济失调和眼球震颤等。部分患者可出现交叉性瘫痪或双侧锥体束征,或出现脑干受压的生命体征改变,如果发生呼吸障碍和去皮质强直,提示血肿对脑干压迫严重,必须迅速治疗,以免脑干发生不可逆的损害。

(5)眼部症状:可出现两侧瞳孔大小不等、眼球分离或同向偏斜。如伴有小脑幕切迹上疝,则产生眼球垂直运动障碍和瞳孔对光反射消失。

(6)其他:有时出现展神经和面神经瘫痪及吞咽困难等。强迫头位或颈部强直,提示有可能发生了枕骨大孔疝。

2.影像学检查

(1)X 线颏枕前后位平片检查:多数可见枕骨骨折。

(2)头颅 CT 扫描:可见颅后窝高密度血肿影像。

(三)手术技术

1.适应证

颅后窝的容积较小,对占位性病变的代偿功能力很差,加之血肿邻近脑干,故一旦诊断确定,除出血量小于 10 mL,患者状态良好者外,都应尽早进行手术将血肿清除。

2.禁忌证

对于血肿量小于 10 mL,患者意识清楚,无颅内压增高表现者,可在严密观察下行非手术疗法。

3.术前准备

(1)采用气管内插管全身麻醉。患者取侧卧位或侧俯卧位。

(2)术前认真采集病史,进行全身体格检查和神经系统检查,阅读辅助检查资料,明确诊断,讨论手术方案。

(3)向患者家属交代病情、手术必要性、危险性及可能发生的情况,以求理解。

(4)剃去全部头发,头皮清洗、消毒后用无菌巾包扎。

(5)备血及术前、麻醉前用药。

4.手术入路与操作

如为单侧硬脑膜外或脑内血肿,可于同侧枕下中线旁行垂直切口。如血肿位于中线或双侧或为硬脑膜下血肿时,则行正中垂直切口,切口应上超过枕外隆凸,或枕下弧形切口。遇骑跨性血肿时,可用向幕上延伸的中线旁切口,或将正中垂直切口在幕上做向病侧延伸的倒钩形切口。切开皮肤及皮下组织后,将枕下肌肉向两侧剥离,边电凝边剥离,用颅后窝牵开器牵开切口,探查有无骨折线存在。如有骨折线,应先在枕鳞区靠近骨折线处钻孔,并用咬骨钳逐渐扩大使之形成骨窗。亦可先在血肿周围做多处钻孔,而后用咬骨钳将各骨孔间咬断,骨瓣大小可按血肿的范围而定。见到硬脑膜外血肿后,清除血肿的方法与幕上硬脑膜外血肿相同。清除血肿后需彻底止血。对硬脑膜上的出血,电凝止血即可。如为横窦损伤,止血方法参照静脉窦损伤的处理。清除硬脑膜外血肿后,如见硬脑膜下呈蓝色且张力仍高时,则应将硬脑膜呈放射状切开进行探查,如发现硬脑膜下血肿或小脑内血肿,则予以清除。硬脑膜是否需要缝合,应根据血肿清除术后小脑的肿胀程度而定。为了防止术后脑肿胀对脑干的压迫,多采用不缝合的枕下减压术。仔细止血后,分层缝合切口。

5.术中注意事项

(1)要注意横窦损伤后形成的硬脑膜外骑跨性血肿,不可仅将幕下血肿清除而将幕上血肿遗漏。

(2)在未准确判断是否为非主侧横窦之前,不可轻易用横窦结扎法止血。

6.术后处理

除一般常规处理外,最好置脑室引流。

(四)并发症及其防治

除一般颅脑损伤与开颅术后常易发生的并发症外,尤应注意对呼吸道的管理。

八、多发性血肿

(一)概述

颅脑损伤后颅内同时形成一个以上不同部位及类型的血肿者称多发性血肿。该类血肿占颅内血肿总数的 $14.4\%\sim21.4\%$ 。

多发性颅内血肿一般以减速伤较加速伤为多见,在减速伤中,枕区与侧面着力较额区着力者多见。

根据部位和血肿类型的不同将血肿分为:①同一部位不同类型的多发血肿。其中以硬脑膜外和硬脑膜下血肿、硬脑膜下和脑内血肿较多见;硬脑膜外和脑内血肿较少。②不同部位同一类型的多发血肿,较多见。多数为一侧额底(极)区和颞极(底)区或双侧半球凸面硬脑膜下血肿,多发性硬脑膜外血肿则很少见。③不同部位不同类型的多发性血肿,较少见。以着力部位的硬脑膜外血肿和对冲部位的硬脑膜下血肿及脑内血肿为常见。

(二)临床表现

1.症状与体征

症状比单发性颅内血肿更严重。

(1)伤后持续昏迷或意识障碍进行加重者较多见,很少有中间清醒期。

(2)伤情变化快,脑疝出现早,通常一侧瞳孔散大后不久对侧瞳孔也散大。

(3)颅内压增高、生命体征变化和脑膜刺激症状等都较明显。

2.影像学检查

(1)当疑有多发性血肿可能时,应及早施行辅助检查如 CT、MRI 或脑血管造影。

(2)颅骨 X 线平片可以提示有无跨越静脉窦或血管压迹的骨折线。

(3)脑超声波探测若发现中线波无移位或稍有偏移而与临床体征不符时,即应考虑存在多发血肿。

(三)手术技术

根据损伤机制,估计多发血肿可能发生的部位和发生机会,合理设计手术入路、方法和先后顺序。酌情做骨窗或骨瓣开颅。依次清除血肿后,脑肿胀仍较重时,应进行一侧或两侧充分减压。

1.适应证

病情危急,头颅 CT 检查,颅内有多发血肿者。

2.禁忌证

双侧瞳孔散大,自主呼吸停止 1 小时以上,经积极的脱水、降颅内压治疗无好转,处于濒死状态者。

3.术前准备

(1)采用气管内插管全身麻醉,视不同情况决定体位。

(2)术前认真采集病史,进行全身体格检查和神经系统检查,阅读辅助检查资料,明确诊断,讨论手术方案。

(3)向患者家属交代病情、手术必要性、危险性及可能发生的情况,以求理解。

(4)剃去全部头发,头皮清洗、消毒后用无菌巾包扎。

(5)备血及术前、麻醉前用药。

4.手术入路与操作

根据血肿大小、部位,尤其是对颅内压增高或脑干受压的影响,确定对一个或几个血肿进行手术。

5.术中注意事项

清除一个血肿后,其余血肿可能因为颅内压下降而增大,需提高警惕。术后处理、并发症及其防治与脑内血肿、急性硬脑膜下血肿基本相同。

九、脑室内出血

(一)概述

脑室内出血在重型颅脑损伤患者中,发生率为 1.5%～5.7%,在头颅 CT 检查的颅脑损伤患者中,占 7.1%。外伤性脑室内出血大多数伴有脑挫裂伤,出血来源多为脑室附近的脑内血肿,穿破脑室壁进入脑室,或室管膜下静脉撕裂出血。

(二)临床表现

1.症状与体征

(1)大多数患者在伤后有意识障碍,昏迷程度重、持续时间长。

(2)瞳孔呈多样变化,如出现两侧缩小,一侧散大或两侧散大,对光反射迟钝或消失。

（3）神经局灶体征比较少见,部分患者可有轻偏瘫,有的患者呈去皮质强直状态。

（4）出现明显脑膜刺激征,呕吐频繁,颈强直和克氏征阳性比较常见。

（5）常有中枢性高热。

2.影像学检查

头颅CT扫描:可见高密度影充填脑室系统,一侧或双侧,有时可见脑室铸形。

(三)手术技术

1.适应证

（1）患者意识障碍进行性加重,脑室内积血较多或脑室铸形者。

（2）伴有严重脑挫裂伤,脑深部血肿破入脑室,或因开放性贯通伤继发脑室内积血者。

2.禁忌证

（1）脑内血肿量较小,患者意识情况较好,无颅内压增高或仅轻度增高者。

（2）合并有严重的脑组织损伤,意识深昏迷,以侧瞳孔散大,自主呼吸停止,濒临死亡者。

3.术前准备

（1）根据术式不同,采用局部麻醉或气管内插管全身麻醉及相应的体位。

（2）术前认真采集病史,进行全身体格检查和神经系统检查,阅读辅助检查资料,明确诊断,讨论于术方案。

（3）向患者家属交代病情、手术必要性、危险性及可能发生的情况,以求理解。

（4）剃上全部头发,头皮清洗、消毒后用无菌巾包扎。

（5）备血及术前、麻醉前用药。

4.手术入路与操作

（1）脑室内血肿引流术:颅骨钻孔脑室引流的方法与传统的脑室穿刺引流相同。首先根据脑室内血肿的部位,按侧脑室穿刺的标准入路,施行穿刺,穿刺成功后,放入脑室引流管,然后再轻转向内送入1~2 cm,并检查确定导管确在脑室内。用生理盐水3~5 mL反复冲洗。待冲洗液转清时,留置引流管,经穿刺孔导出颅外,如常缝合钻孔切口。

（2）骨瓣开颅脑室内血肿清除术:骨瓣开颅,切开硬脑膜。于清除脑内血肿之后,可见血肿腔与脑室相通,此时即有血性脑脊液流出。用脑压板深入到脑室破口处。剥开脑室壁,正直视下吸出脑室内血细胞凝集块。可利用吸引器上的侧孔,调节负压强度,将血细胞凝集块吸住,轻轻拖出脑室。然后将引流管插入脑室,反复冲洗并留胃引流管,作为术后持续引流。仔细止血,分层缝合切口。

5.术中注意事项

(1)穿刺脑室置引流管成功后,应注意小心冲洗交换,切不可用力推注和抽吸,以免引起新的出血。

(2)骨瓣开颅进入脑室显露血细胞凝集块后,应仔细操作,如血细胞凝集块与脑室壁粘连紧密,切忌粗暴强行完全剥离,避免损伤脑室壁引发新的出血。

6.术后处理

(1)对原发脑损伤较重,估计意识障碍不能在短时间内恢复者,应早期行气管切开术,保持呼吸道通畅。

(2)对继发严重脑干损伤,术后生命体征不平稳,可采用人工呼吸机辅助呼吸,在密切观察病情的前提下,可行冬眠低温疗法。

(3)对重症患者,如条件许可,应收入重症监护病房,进行生命体征及颅内压动态监护。

(四)并发症及其防治

(1)术后应严密观察病情变化,发现复发性及迟发性血肿,应及时处理。并做影像复查(见图 3-6)。

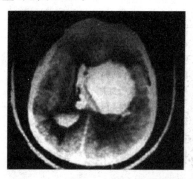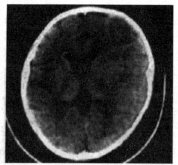

图 3-6 脑内巨大血肿手术前、后 CT 复查影像

(2)应妥善控制继发性脑肿胀和脑水肿。

(3)重症患者易并发上消化道出血,术后应早期采取相应措施加以预防。

(4)长期昏迷患者易发生肺部感染,水、电解质平衡紊乱,下丘脑功能紊乱,营养不良,压力性损伤等,在加强护理措施的同时,应及时予以相应的处理。

第三节　急性颅内压增高症

急性颅内压增高症是多种疾病共有的一种症候群。正常成人侧卧时颅内压力经腰椎穿刺测定为 0.69～0.78 kPa（7～8 cmH$_2$O），若超过 1.96 kPa（20 cmH$_2$O）时为颅内压增高。

一、颅内压的生理调节

颅腔除了血管与外界相通外，基本上可看作是一个不可伸缩的容器，其总容积是不变的。颅腔内的3种内容物——脑、血液及脑脊液，它们都是不能被压缩的。但脑脊液与血液在一定范围内是可以被置换的。所以颅腔内任何一种内容物的体积增大时，必然导致其他两种内容物的体积代偿性减少来相适应。如果调节作用失效，或颅内容物体积增长过多过速，超出调节功能所能够代偿时，就出现颅内压增高。

脑脊液从侧脑室内脉络丛分泌产生，经室间孔入第三脑室，再经大脑导水管到第四脑室，然后经侧孔和正中孔进入蛛网膜下腔。主要经蛛网膜颗粒吸收入静脉窦，小部分由软脑膜或蛛网膜的毛细血管所吸收。

脑血流量是保证脑正常功能所必需的，它决定于脑动脉灌注压（脑血流的输入压与输出压之差）。当脑动脉血压升高时，血管收缩，限制过多的血液进入颅内。当脑动脉压力下降时，血管扩张，使脑血流量不致有过多的下降。当颅内压增高时，脑灌注压减少，因而脑血流量减少。一般认为颅内压增高需要依靠减少脑血流量来调节时，说明脑代偿功能已达到衰竭前期了。

在3种内容物中，脑实质的体积变动很少，而脑血流量在一定范围内由脑血管的自动调节反应而保持相对稳定状态。所以，颅内压主要是依靠脑脊液量的变化来调节。

颅内压的调节很大程度取决于机体本身的生理和病理情况。调节有一定的限度，超过这个限度就引起颅内压增高。

二、颅内压增高的病理生理

临床常见有下列几种情况：①颅内容物的体积增加超过了机体生理代偿的限度，如颅内肿瘤、脓肿、急性脑水肿等。②颅内病变破坏了生理调节功能，如严重脑外伤、脑缺血、缺氧等。③病变发展过于迅速，使脑的代偿功能来不及发挥作用,如急性颅内大出血、急性颅脑外伤等。④病变引起脑脊液循环通路阻塞。⑤全身情况差使颅内压调节作用衰竭,如毒血症和缺氧状态。

颅内压增高有 2 种类型:①弥漫性增高,如脑膜脑炎、蛛网膜下腔出血、全脑水肿等。②先有局部的压力增高,通过脑的移位及压力传送到别处才使整个颅内压升高,如脑瘤、脑出血等。

三、诊断

(一)临床表现特点

在极短的时间内发生的颅内压增高称为急性颅内压增高。可见于脑外伤引起的硬膜外血肿、脑内血肿、脑挫裂伤等或急性脑部感染、脑炎、脑膜炎等引起的严重脑水肿;脑室出血或近脑室系统的肿瘤或脑脓肿等。

1.头痛

急性颅内压增高意识尚未丧失之前,头痛剧烈,常伴喷射性呕吐。头痛常在前额与双颞,头痛与病变部位常不相关。

2.视盘水肿

急性颅内压增高可在数小时内见视盘水肿,视盘周围出血。但急性颅内压增高不一定都呈现视盘水肿。因而视盘水肿是颅内压增高的重要体征,但无否定的意义。

3.意识障碍

意识障碍是急性颅内压增高的最重要症状之一,可以为嗜睡、昏迷等不同程度的意识障碍。

4.脑疝

整个颅腔被大脑镰和天幕分成 3 个相通的腔,并以枕骨大孔与脊髓腔相通。当颅内某一分腔有占位病变时,压力高、体积大的部分就向其他分腔挤压、推移而形成脑疝。由于脑疝压迫,使血液循环及脑脊液循环受阻,进一步加剧颅内高压,最终危及生命。常见的脑疝有 2 类:小脑幕切迹疝及枕骨大孔疝。

(1)小脑幕切迹疝:通常是一侧大脑半球占位性病变所致,由于颞叶海马钩回疝入小脑幕切迹孔,压迫同侧动眼神经和中脑,患者呈进行性意识障碍,病变侧瞳孔扩大、对光反射消失,病情进一步恶化时双侧瞳孔散大、去大脑强直,最终呼吸、心跳停止。

(2)枕骨大孔疝:主要见于颅后窝病变。由于小脑扁桃体疝入枕骨大孔,延髓受压。临床表现为突然昏迷、呼吸停止、双瞳孔散大,随后心跳停止而死亡。

5.其他症状

可有头晕、耳鸣、烦躁不安、展神经麻痹、复视、抽搐等。儿童患者常有头围增大、颅缝分离、头皮静脉怒张等。颅内压增高严重时,可有生命体征变化、血压升高、脉搏变慢及呼吸节律趋慢。生命体征变化是颅内压增高的危险征象。

(二)诊断要点

1.是否急性颅内压增高

急性发病的头痛、呕吐、视盘水肿及很快出现意识障碍、抽搐等则应考虑有急性颅内压增高。应做颅脑 CT 或 MRI 检查并密切观察临床症状、体征的变化。

2.颅内压增高的程度

颅内压增高程度可分 3 级:压力在 $1.96\sim2.55$ kPa($20\sim26$ cmH$_2$O)为轻度增高;压力在 $2.55\sim5.30$ kPa($26\sim54$ cmH$_2$O)为中度增高;超过 5.30 kPa(54 cmH$_2$O)为重度增高。如出现以下情况说明颅内压增高已达严重地步。

(1)头痛发作频繁,反复呕吐,眼底检查发现视盘水肿进行性加重者。

(2)意识障碍逐渐加深者。

(3)血压上升、脉搏减慢、呼吸节律变慢者表示颅内压增高较严重。

(4)观察过程中出现瞳孔大小不等者。

3.颅内压增高的原因

应详细询问病史并体检,做有关的实验室检查,同时做脑脊液检查,脑CT、MRI、脑电图、脑血管造影等辅助检查可提供重要的诊断资料,从而采取相应的治疗措施。

四、治疗

降低颅内压。

(一)脱水治疗

1.高渗性脱水

20%甘露醇 250 mL/次静脉滴注,于 $20\sim40$ 分钟内滴完,每 6 小时 1 次,作用迅速,可以维持 $4\sim8$ 小时,为目前首选的降颅内压药物。甘油可以口服,剂量为每天 $1\sim2$ g/kg;也可静脉滴注,剂量为每天 $0.7\sim1$ g/kg。成人可用 10%甘油每天 500 mL,滴注速度应慢,以防溶血。同时应限制液体入量和钠盐摄入量,并注意电解质平衡,有心功能不全者应预防因血容量突然增加而致急性左侧心力衰竭及肺水肿。

2.利尿剂

可利尿脱水,常用呋塞米和依他尼酸,其脱水作用不及高渗脱水剂,但与甘露醇合用可减少其用量。用法:成人一般剂量为每次 20～40 mg,每天 1～6 次,肌内注射或静脉注射。

3.血清清蛋白

每次 50 mL,每天 1 次,连续用 2～3 天。应注意心功能。

4.激素

作用机制尚未十分肯定,主要在于改善血-脑屏障功能及降低毛细血管通透性。常用地塞米松,每天 10～20 mg,静脉滴注或肌内注射。

(二)减少脑脊液容量

对阻塞性或交通性脑积水患者可作脑脊液分流手术,对紧急患者可作脑室穿刺引流术,暂时缓解颅内高压。也可以口服碳酸酐酶抑制剂,如乙酰唑胺,可抑制脑脊液生成,剂量为 250 mg,每天2～3 次。

(三)其他

对严重脑水肿伴躁动、发热、抽搐或去大脑强直者,可采用冬眠低温治疗,充分供氧,必要时可气管切开以改善呼吸道阻力。有条件时可使用颅内压监护仪,有利于指导脱水剂的应用和及时抢救。

(四)病因治疗

当颅内高压危象改善后,应及时明确病因,以便进行病因治疗。

第四节 脑 出 血

一、临床表现

(一)脑出血共有的临床表现

(1)高血压性脑出血多见于 50～70 岁的高血压患者,男性略多见,冬春季发病较多。多有高血压病史。

（2）多在动态下发病，如情绪激动、过度兴奋、排便用力过猛时等。

（3）发病多突然急骤，一般均无明显的前驱症状表现。常在数分钟或数小时内致使患者病情发展到高峰。

（4）发病时常突然感到头痛剧烈，并伴频繁呕吐，重症者呕吐物呈咖啡色。继而表现意识模糊不清，很快出现昏迷。

（5）呼吸不规则或呈潮式呼吸，伴有鼾声、面色潮红、脉搏缓慢有力、血压升高、大汗淋漓、大小便失禁，偶见抽搐发作。

（6）若患者昏迷加深、脉搏快、体温升高、血压下降，则表示病情危重，生命危险。

（二）基底节区出血

约占全部脑出血的 70%，壳核出血最常见。由于出血常累及内囊，并以内囊损害体征为突出表现，又称内囊区出血；壳核出血又称为内囊外侧型，丘脑出血又称内囊内侧型。本征除具有以上脑出血的一般表现外，患者的头和眼转向病灶侧凝视和偏瘫、偏身感觉障碍及偏盲。病损如在主侧半球可有运动性失语。个别患者可有癫痫发作。三偏的体征多见于发病早期或轻型患者，如病情严重意识呈深昏迷状，则无法测得偏盲，仔细检查可能发现偏瘫及偏身感觉障碍。因此，临床一定要结合其他症状与体征，切不可拘泥于三偏的表现。

（三）脑桥出血

约占脑出血的 10%，多由基底动脉脑桥支破裂所致。出血灶多位于脑桥基底与被盖部之间。大量出血（血肿＞5 mL）累及双侧被盖和基底部，常破入第四脑室。

（1）若开始于一侧脑桥出血，则表现交叉性瘫痪，即病变侧面瘫和对侧偏瘫。头和双眼同向凝视病变对侧。

（2）脑桥出血常迅速波及双侧，四肢弛缓性瘫痪（休克期）和双侧面瘫。个别病例有去脑强直的表现。

（3）因双侧脑桥出血，头和双眼回到正中位置，双侧瞳孔极度缩小，呈针尖状，是脑桥出血的特征之一。此是脑桥内交感神经纤维受损所致。

（4）脑桥出血因阻断丘脑下部的正常体温调节功能，而使体温明显升高，呈持续高热状态，此是脑桥出血的又一特征。

（5）双侧脑桥出血由于破坏或阻断上行网状结构激活系统，常在数分钟内进入深昏迷。

(6)由于脑干呼吸中枢受到影响,表现呼吸不规则或呼吸困难。

(7)脑桥出血后,如出现两侧瞳孔散大、对光反射消失、脉搏血压失调、体温不断上升或突然下降、呼吸不规则等为病情危重的表现。

(四)小脑出血

小脑出血的临床表现较复杂,临床症状和体征多种多样,因此,常依其出血部位、出血量、出血速度,以及对邻近脑组织的影响来判断。小脑出血的临床特点如下。

(1)患者多有高血压、动脉硬化史,部分患者有卒中史。

(2)起病凶猛,首发症状多为眩晕、头痛、呕吐、步态不稳等小脑共济失调的表现,可有垂直性或水平性眼球震颤。

(3)早期患者四肢常无明显的瘫痪,或有的患者仅感到肢体软弱无力,可有一侧或双侧肢体肌张力低下。

(4)双侧瞳孔缩小或不等大,双侧眼球不同轴,角膜反射早期消失,展神经和面神经麻痹。

(5)脑脊液可为血性,脑膜刺激征较明显。

(6)多数患者发病初期并无明显的意识障碍,随着病情的加重而出现不同程度的意识障碍,甚至迅速昏迷、瞳孔散大、眼-前庭反射消失、呼吸功能障碍、高热、强直性或痉挛性抽搐。

根据小脑出血的临床表现将其分为3型:①暴发型(闪电型或突然死亡型)。约占20%,患者暴发起病,呈闪电样经过,常为小脑蚓部出血破入第四脑室,并以手抓头或颈部,表示头痛严重剧烈,意识随即丧失而昏迷,亦常出现双侧脑干受压的表现,如出现四肢瘫、肌张力低下、双侧周围性面瘫、发绀、脉细、呼吸节律失调、瞳孔散大、对光反射消失。由于昏迷深,不易发现其他体征。可于2小时内死亡,病程最长不超过24小时。②恶化型(渐进型或逐渐恶化型或昏迷型)。此型约占60%,是发病最多的一型。常以严重头痛、不易控制的呕吐、眩晕等症状开始,一般均不能站立行走,逐渐出现脑干受压三联征:瞳孔明显缩小,时而又呈不等大,对光反射存在;双眼偏向病灶对侧凝视;周期性异常呼吸。更有临床意义的三联征:肢体共济失调;双眼向病灶侧凝视麻痹;周围性面瘫。迅速发生不同程度的意识障碍,直至昏迷。此时患者瞳孔散大、去大脑强直,常在48小时或数天内死亡。③良性型(缓慢进展型)。此型约占20%,多数为小脑半球中心部小量出血,病情进展缓慢,早期小脑体征表现突出,如头痛、眩晕、呕吐、共济失调、眼震、角膜反射早期消失,如出血停止,血液可逐渐被吸收,使之完全恢复,或遗留一定程度的后遗症;如继续出血病情发展转化为恶化型。

自从 CT 和 MRI 检查技术问世以来该病的病死率明显下降,尤其以上前二型如能及时就诊并做影像学检查经手术治疗常能挽救生命。

(五)脑室出血

一般为脑实质内的出血灶破入脑室,引起继发性脑室出血。由于脑室内脉络丛血管破裂引起原发性脑室出血非常罕见。较常见的是由内囊、基底节出血破入侧脑室或第三脑室。脑干或小脑出血则可破入第四脑室。出血可限于一侧脑室,但以双侧侧脑室及第三四脑室即整个脑室系统都充满了血液者多见。脑室出血的临床表现通常是在原发出血的基础上突然昏迷加深,阵发性四肢强直,脑膜刺激征阳性,高热、呕吐、呼吸不规则,或呈潮式呼吸,脉弱且速,眼球固定,四肢瘫,肌张力增高或减低,腱反射亢进或引不出,浅反射消失,双侧病理反射阳性,脑脊液为血性。如仅一侧脑室出血,临床症状缓慢或较轻。

二、辅助检查

(一)腰椎穿刺

如依据临床表现脑出血诊断明确,或疑有小脑出血者,均不宜做腰椎穿刺检查脑脊液,以防因穿刺引发脑疝。如出血与缺血性疾病鉴别难以明确时,应慎重地进行腰椎穿刺(此时如有条件最好做 CT 检查)。多数病例脑压升高 2 kPa (200 mmH$_2$O)以上,并含有数量不等的红细胞和蛋白质。

(二)颅脑 CT 检查

CT 检查可以直接显示脑内血肿的部位、大小、数量、占位征象,以及破入脑室与否。从而为制订治疗方案、疗效的观察和预后的判断等提供直观的证据。脑出血的不同时期 CT 表现如下。

1.急性期(血肿形成期)

发病后 1 周以内。血液溢出血管外形成血肿,其内含有大量的血红蛋白,血红蛋白对 X 线吸收系数高于脑组织,故 CT 呈现高密度阴影,CT 值达 60~80 HU。

2.血肿吸收期

此期从发病第 2 周到 2 个月。自第 2 周血肿周围的血红蛋白逐渐破坏,纤维蛋白溶解,使其周围低密度带逐渐加宽,血肿高密度影像呈向心性缩小,边缘模糊,一般于第 4 周变为等密度或低密度区。在此期若给予增强检查,约有 90%

的血肿周围可显示环状强化。此环可直接反映原血肿的大小和形状。

3.囊腔形成期

发病 2 个月后血肿一般完全吸收,周围水肿消失,不再有占位表现,呈低密度囊腔,其边缘清楚。

关于脑出血病因诊断问题:临床上最多见的病因是动脉硬化、高血压所致,但是应想到除高血压以外的其他一些不太常见引起脑出血的病因。尤其对 50 岁以下发病的青壮年患者,更应仔细地考虑有无其他病因的可能。如脑实质内小型动静脉畸形或先天性动脉瘤破裂;结节性动脉周围炎、病毒、细菌、立克次体等感染引起动脉炎,导致血管壁坏死、破裂;维生素 C 和 B 族维生素缺乏、砷中毒、血液病;颅内肿瘤侵犯脑血管或肿瘤内新生血管破裂,抗凝治疗过程中等病因。

三、诊断与鉴别诊断

(一)诊断要点

典型的脑出血诊断并不困难。一般发病在 50 岁以上,有高血压、动脉硬化史,在活动状态时急骤发病,病情迅速进展,早期有头痛、呕吐、意识障碍等颅内压增高症状,短时内即出现严重的神经系统症状如偏瘫、失语及脑膜刺激征等,应考虑为脑出血。

如果腰椎穿刺脊液呈血性或经颅脑 CT 检查即可确诊。当小量脑出血时,特别是出血位置未累及运动与感觉传导束时,症状轻微,常需要进行颅脑 CT 检查方能明确诊断。

(二)鉴别诊断

对于迅速发展为偏瘫的患者,首先要考虑为脑血管疾病。以昏迷、发热为主要症候者应注意与脑部炎症相鉴别;若无发热而有昏迷等神经症状,应与某些内科系统疾病相鉴别。

1.脑出血与其他脑血管疾病的鉴别

(1)脑血栓形成:本病多在血压降低状态如休息过程中发病。症状出现较迅速但有进展性,常在数小时至 2 天而达到高峰。意识多保持清晰。如过去有过短暂性脑缺血发作,本次发作又在同一血管供应区,尤应考虑本病。若临床血管定位诊断可局限在一个血管供应范围之内(如大脑中动脉或小脑后下动脉等)或既往有过心肌梗死、高脂血症者也有助于血栓形成的诊断。本症患者脑脊液检查,肉眼观察大多数皆为无色透明,少数患者检有红细胞 $(10\sim100)\times10^6/L$,可能是出血性梗死的结果。脑血管造影可显示血管主干或分支闭塞,脑CT显示受累脑区出现界限清楚的楔形或不规则状的低密度区。

(2)脑栓塞:多见于有风湿性瓣膜病的年轻患者,也可见于有严重全身性动脉粥样硬化的老年人。发病急骤,多无前驱症状即出现偏瘫等神经症状,意识障碍较轻,眼底有时可见栓子,脑脊液正常,脑CT表现和脑血栓形成引起的脑梗死相同。

(3)蛛网膜下腔出血:多见于青壮年因先天性动脉瘤破裂致病。老年人则先有严重的动脉硬化,受损的动脉多系脑实质外面的中等粗细动脉形成动脉瘤,一旦此瘤破裂可导致本病。起病急骤,常在情绪激动或用力时诱发,表现为头部剧痛、喷射性呕吐及颈项强直。意识障碍一般较轻。多数无局限性体征而以脑膜刺激征为主。由于流出的血液直接进入蛛网膜下腔,故皆可引起血性脑脊液。CT显示蛛网膜下腔,尤其外侧沟及环池中出现高密度影可以确诊。

(4)急性硬膜外血肿:本病有头部外伤史,多在伤后48小时内进行性出现偏瘫,常有典型的"昏迷→清醒→再昏迷"的中间清醒期。仔细观察,患者在第2次昏迷前,往往有头痛、呕吐及烦躁不安等症状。随偏瘫之发展可有颅内压迅速升高现象,甚至出现脑疝。脑CT多在颞部显示周边锐利的梭形致密血肿阴影。脑血管造影在正位片上,可见颅骨内板与大脑皮质间形成一无血管区,并呈月牙状,可确诊。

2.当脑出血患者合并高热时,应注意和下列脑部炎症相鉴别

(1)急性病毒性脑炎:本病患者先有高热、头痛,以后陷入昏迷,常有抽搐发作。查体可有颈项强直及双侧病理征阳性,腰椎穿刺查脑脊液,多数有白细胞尤其单核白细胞计数升高。如患者有疱疹性皮肤损害,更应考虑本病的可能。

(2)结核性脑膜炎:少数患者因结核性脑血管内膜炎引起小动脉栓塞或因脑底部蛛网膜炎而导致偏瘫,临床颇似脑出血。但患者多先有发热、头痛,脑脊液白细胞数增多,氯化物及糖含量降低可助鉴别。

3.当脑出血患者已处于昏迷状态,尤其老年人应与下列疾病相鉴别

(1)糖尿病性昏迷:患者有糖尿病病史,常在饮食不加控制或停止胰岛素注射时发病。临床出现酸中毒表现如恶心、呕吐、呼吸深而速,呼吸有酮体味,血糖升高>33.6 mmol/L,尿糖及酮体呈强阳性,因无典型的偏瘫及血性脑脊液可与脑出血鉴别。

(2)低血糖性昏迷:常因应用胰岛素过量或严重饥饿引起。除昏迷外,尚有面色苍白、脉速而弱、瞳孔散大、血压下降、出汗不止及局部或全身抽搐发作,可

伴有陈施呼吸。血糖在2.8～3.4 mmol/L以下，又无显著的偏瘫及血性脑脊液，可以排除脑出血。

（3）尿毒症：患者有肾脏病史，昏迷多呈渐进性，皮肤黏膜干燥呈慢性病容及失水状态，可有酸中毒表现。眼底动脉痉挛，可在黄斑区见有棉絮状弥散样白色渗出物。血压多升高，呼吸有尿素味，血 BUN 及 CR 明显升高，无显著偏瘫可以鉴别。

（4）肝性昏迷：有严重的肝病史或因药物中毒引起，可伴黄疸、腹水及肝大，可出现病理反射，但偏瘫症状不明显，可有抽搐，多为全身性。根据血黄疸指数增高、肝功能异常及血氨增高、脑脊液无色透明不难鉴别。

（5）一氧化碳中毒性昏迷：老年患者常出现轻偏瘫，但有明确的一氧化碳接触史，体温升高，皮肤及黏膜呈樱桃红色，检测血中碳氧血红蛋白明显升高可助鉴别。

四、治疗与预后

在急性期，特别是已昏迷的危重患者应采取积极的抢救措施，其中主要是控制脑水肿，调整血压，防止内脏综合征及考虑是否采取手术消除血肿。采取积极合理的治疗，以挽救患者的生命，减少神经功能残废程度和降低复发率。

（一）稳妥运送

发病后应绝对休息，保持安静，避免频繁搬运。在送往医院途中，可轻搬动，头部适当抬高 15°，有利于缓解脑水肿及保持呼吸道通畅，并利于口腔和呼吸道分泌物的流出。患者可仰卧在担架上，也可视情况使患者头稍偏一侧，使呕吐物及分泌物易于流出，途中避免颠簸，并注意观察患者的一般状态包括呼吸、脉搏、血压及瞳孔等变化，视病情采取应急处理。

（二）控制脑水肿，常为抢救能否成功的主要环节

由于血肿在颅内占一定的空间，其周围脑组织又因受压及缺氧而迅速发生水肿，致颅内压急剧升高，甚至引起脑疝，因此，在治疗上控制脑水肿成为关键。常用的脱水药为甘露醇、呋塞米及皮质激素等。临床上为加强脱水效果，减少药物的不良反应，一般均采取上述药物联合应用。常用者为甘露醇＋激素、甘露醇＋呋塞米或甘露醇＋呋塞米＋激素等方式，但用量及用药间隔时间均应视病情轻重及全身情况，尤其是心脏功能及有否高血糖等而定。20％甘露醇为高渗脱水药，体内不易代谢且不能进入细胞，其降颅内压作用迅速，一般用量成人为 1 g/kg体重，每 6 小时静脉快速滴注 1 次。呋塞米有渗透性利尿作用，可减少循

环血容量,对心功能不全者可改善后负荷,用量每次 20～40 mg,每天静脉注射 1 或 2 次。皮质激素多采用地塞米松,用量 15～20 mg 静脉滴注,每天 1 次。有糖尿病史或高血糖反应和严重胃出血者不宜使用激素。激素除能协助脱水外,并可改善血管通透性,防止受压组织在缺氧下自由基的连锁反应,免使细胞膜受到过氧化损害。在发病最初几天脱水过程中,因颅内压力可急速波动上升,密切观察瞳孔变化及昏迷深度非常重要,遇有脑疝前期表现如一侧瞳孔散大或角膜反射突然消失,或因脑干受压症状明显加剧,可及时静脉滴注 1 次甘露醇,一般滴后 20 分钟左右即可见效,故初期不可拘泥于常规时间用。一般水肿于 7 天内达高峰,多持续 2 周至 1 个月方能完全消散,故脱水药的应用要根据病情逐渐减量,再减少用药次数,最后终止,由于高渗葡萄糖溶液静脉注射的降颅内压时间短,反跳现象重,注入高渗糖对缺血的脑组织有害,故目前已不再使用。

(三)调整血压

脑出血后,常发生血压骤升或降低的表现,这是由于直接或间接损害丘脑下部等处所致。此外,低氧血症也可引起脑血管自动调节障碍,导致脑血流减少,使症状加重。临床上观察血压,常采用平均动脉压,即收缩压加舒张压之和的半数(或舒张压加 1/3 脉压)来计算。正常人平均动脉压的上限是 20.0～26.9 kPa(150～200 mmHg),下限为 8.0 kPa(60 mmHg),只要在这个范围内波动,脑血管的自动调节功能正常,脑血流量基本稳定。如果平均动脉压降到 6.7 kPa(50 mmHg),脑血流就降至正常时的 60%,出现脑缺血缺氧的症状。对高血压患者来讲,如果平均动脉压降到平常的 30%,就会引起脑血流的减少;如血压太高,上限虽可上移,但同样破坏自动调节,引起血管收缩,出现缺血现象。发病后血压过高或过低,均提示预后不良,故调整血压甚为重要。一般可将发病后的血压控制在发病前血压数值略高一些的水平。如原有高血压,发病后血压又上升至更高水平者,所降低的数值也可按上升数值的 30% 左右控制。常用的降压药物如利血平每次 0.5～1 mg 肌内注射或 25% 硫酸镁每次 10～20 mg 肌内注射。注意不应使血压降得太快和过低,血压过低者可适量用间羟胺或多巴胺静脉滴注,使之缓慢回升。

(四)肾上腺皮质激素的应用

脑出血患者应用激素治疗,其价值除前述可有改善脑水肿作用外,还可增加脑脊液的吸收,减少脑脊液的生成,对细胞内溶酶体有稳定作用,能抑制抗利尿激素的分泌,促进利尿作用,具有抗脂过氧化反应,而减少自由基的生成,此外,尚有改善细胞内外离子通透性的作用,故激素已普遍用于临床治疗脑出血。但也有认为激素不利于破裂血管的修复,可诱发感染,加重消化道出血及引起血糖升高,而这些因素均可促使病情加重或延误恢复时间。故激素应用与否,应视患者具体情况而定。如无显著消化道出血、高血糖及血压过高,可在急性期及早应用。常用的激素有地塞米松静脉滴注 10~20 mg,1 次/天;或氢化可的松静脉滴注 100~200 mg,1 次/天。一般应用 2 周左右,视病情好转程度而逐渐减量和终止。

(五)关于止血药的应用

由于脑出血是血管破裂所致,凝血机制并无障碍,且多种止血药可以诱发心肌梗死,甚至弥漫性血管内凝血。另外,实验室研究发现高血压性脑出血患者凝血、抗凝及纤溶系统的变化与脑梗死患者无差异,均呈高凝状态;再者,高血压性脑出血血管破裂出血一般在 6 小时内停止,几乎没有超过 24 小时者;还有研究发现应用止血药者,血肿吸收比不用者慢,故目前多数学者不同意用止血药。

(六)急性脑出血致内脏综合征的处理

包括脑心综合征、急性消化道出血、中枢性呼吸形式异常、中枢性肺水肿及中枢性呃逆等。这些综合征的出现,常常直接影响预后,严重者导致患者死亡。综合征的发生原因,主要是由于脑干或丘脑下部发生原发性或继发性损害之故。脑出血后急性脑水肿而使颅压迅速增高,压力经小脑幕中央游离所形成的"孔道"而向颅后窝传导,此时,脑干背部被迫向尾椎推移,但脑干腹侧,由于基底动脉上端的两侧大脑后动脉和 Willis 动脉环相互联结而难以移动,致使脑干向后呈弯曲状态。如果同时还有颞叶钩回疝存在,则将脑干上部的丘脑下部向对侧推移。继而中脑水管也被挤压变窄,引起脑脊液循环受阻,加重了脑积水,使颅内压进一步增高,这样颅压升高形成恶性循环,脑干也随之扭曲不断加重而受到严重损害。可导致脑干内继发性出血或梗死,引起一系列严重的内脏综合征。

1.脑心综合征

发病后 1 周内做心电图检查,常发现 ST 段延长或下移,T 波低平倒置,以及 QT 间期延长等缺血性变化。此外,也可出现室性期前收缩,窦性心动过缓、过速或心律不齐以及房室传导阻滞等改变。这种异常可以持续数周之久,有人称作"脑源性"心电图变化。其性质是功能性的还是器质性的,尚有不同的认识,临床上最好按器质性病变处理，应根据心电图变化，给予氧气吸入，服用异山梨酯、门冬酸钾镁，甚至毛花苷 C 及利多卡因等治疗，同时密切随访观察心电图的变化，以便及时处理。

2.急性消化道出血

经胃镜检查，半数以上出血来自胃部，其次为食管，少数为十二指肠或小肠。胃部病变呈急性溃疡，多发性糜烂及黏膜下点状出血。损害多见于胃窦部、胃底腺区或幽门腺区。临床上出血多见于发病后 1 周之内，重者可在发病后数小时内就发生大量呕血，呈咖啡样液体。为了了解胃内情况，对昏迷患者应在发病后 24～48 小时置胃管，每天定时观察胃液酸碱度及有否潜血。若胃液酸碱度在 5 以下，即给予氢氧铝胶凝胶 15～20 mL，使酸碱度保持在 6～7，此外，给予西咪替丁鼻饲或静脉滴注，以减少胃酸分泌。如已发生胃出血，应局部止血，可给予卡巴克洛每次20～30 mL 与氯化钠溶液 50～80 mL，3 次/天，此外，云南白药也可应用。大量出血者应及时输血或补液，以防发生贫血及休克。

3.中枢性呼吸异常

多见于昏迷患者。呼吸快、浅、弱及呼吸节律不规则，潮式呼吸，中枢性过度换气和呼吸暂停。应及时给予氧气吸入，人工呼吸器进行辅助呼吸。可适量给予呼吸兴奋药如洛贝林或二甲弗林等，一般从小剂量开始静脉滴注。为观察有否酸碱平衡及电解质紊乱，应及时送检血气分析，若有异常，即应纠正。

4.中枢性肺水肿

多见于严重患者的急性期，在发病后 36 小时即可出现，少数发生较晚。肺水肿常随脑部变化加重或减轻，又常为病情轻重的重要标志。应及时吸出呼吸道中的分泌物，甚至行气管切开，以便给氧和保持呼吸通畅。部分患者可酌情给予强心药物。此类患者呼吸道颇易继发感染，故可给予抗生素，并注意呼吸道的雾化和湿化。

5.中枢性呃逆

呃逆可见于病程的急性期或慢性期，轻者偶尔发生几次，并可自行缓解；重者可呈顽固持续性发作，后者干扰患者的呼吸节律，消耗体力，以致影响预后。一般可采用针灸处理，药物可肌内注射哌甲酯，每次 10～20 mg，也可试服奋乃静，氯硝西泮每次 1～2 mg 也有一定的作用，但可使睡眠加深或影响对昏迷患者的观察。膈神经刺激常对顽固性呃逆有缓解作用。部分患者可试用中药治疗如柿蒂、丁香及代硝石等。

近来又发现脑出血患者可引起肾脏损害，多表现为血中尿素氮升高等症状，甚至可引起肾衰竭。脑出血患者出现两种以上内脏功能衰竭又称为多器官功能衰竭,常为导致死亡的重要原因。

(七)维持营养

注意酸碱平衡及水、电解质平衡及防治高渗性昏迷。初期脱水治疗时就应考虑这些问题,特别对昏迷患者,发病后24～48小时即可置鼻饲以便补充营养及液体。在脱水过程中,每天入量一般控制在1 000～2 000 mL,其中包括从静脉给予的液体。因需要脱水,故每天应是负平衡,一般水分以负500～800 mL为宜,初期每天热量至少为6 276 kJ(1 500 kcal),以后逐渐增至每天至少8 368 kJ(2 000 kcal)以上,且脂肪、蛋白质及糖等应配比合理,必要时应及时补充复合氨基酸、人血清蛋白及冻干血浆等。对于高热者尚应适当提高入水量。由于初期加强脱水治疗,或同时有呼吸功能障碍,故多数严重患者可出现酸碱平衡紊乱及水、电解质失衡,常见者为酸中毒、低钾及高钠血症等,均应及时纠正。应用大量脱水药和皮质激素,特别是对有糖尿病者应防止诱发高渗性昏迷,表现为意识障碍程度加重、血压下降、有不同程度的脱水症,可出现癫痫发作。高渗性昏迷的确诊还要检查是否有血浆渗透压增高提示血液浓缩。此外,高血糖、尿素氮及血清钠升高、尿比重增加也均提示有高渗性昏迷的可能。另外,低渗液不宜输入过多、过快;有高血糖者应尽早应用胰岛素,避免静脉注射高渗葡萄糖溶液。此外,应经常观察血浆渗透压及水、电解质的变化。

(八)手术治疗

当确诊为脑出血后,应根据血肿的大小、部位及患者的全身情况,尽早考虑是否需要外科手术治疗。如需要手术治疗,又应考虑采用何种手术方法为宜,常用的手术方法有开颅血肿清除术、立体定向血肿清除术以及脑室血液引流术等。关于手术的适应证、手术时机及选用的手术方式目前尚无统一意见,但在下述情况,多考虑清除血肿:①发病之初病情尚轻,但逐步恶化,并有显著的颅压升高症状,几乎出现脑疝,如壳核出血、血肿向内囊后肢及丘脑进展者。②血肿较大,估计应用内科治疗难以奏效者,如小脑半球出血,血肿直径>3 cm;或小脑中线血肿,估计将压迫脑干者。③患者全身状况能耐受脑部手术操作者。

关于脑出血血肿清除治疗的适应证如下。

1.非手术治疗的适应证

(1)清醒伴小血肿(血肿直径<3 cm或出血的量<20 mL),常无手术治疗的必要。

（2）少量出血的患者，或较少神经缺损。

（3）格拉斯哥昏迷指数（GCS）≤4分的患者，由于手术后无一例外的死亡或手术结果非常差，手术不能改变临床结局。但是，GCS≤4分的小脑出血的患者伴有脑干受压，在特定的情况下，手术仍有挽救患者生命的可能。

2.手术治疗的适应证

（1）手术的最佳适应证是清醒的患者，中至大的血肿。

（2）小脑出血量＞3 mL，神经功能恶化、脑干受压和梗阻性脑积水的患者，尽可能快地清除血肿或行脑室引流，可以挽救生命，预后良好。即使昏迷的患者也应如此。

（3）脑出血合并动脉瘤、动静脉畸形或海绵状血管瘤，如果患者有机会获得良好的预后并且手术能达到血管部位，应当行手术治疗。

（4）年轻人中等到大量的脑叶出血，临床恶化的应积极行手术治疗。

立体定向血肿清除术与以往开颅血肿清除术比较更有优越性。采用CT引导立体定向技术将血肿排空器置入血肿腔内，采用各种方法将血肿粉碎并吸出体外。该方法定位准确，减少脑组织损伤，对急性期患者也适用。立体定向血肿抽吸术治疗壳核血肿效果较好。但一般位于大脑深部的血肿，包括基底节及丘脑部位的血肿，手术虽可挽救生命，但后遗瘫痪较重。脑干及丘脑出血也可手术治疗，但危险性较大。脑叶及尾状核区域出血，手术治疗效果较佳。

血肿清除后临床效果不理想的原因很多，但目前注意到脑出血后引起的脑缺血体积可以超过血肿体积的几倍，可能是重要原因之一，缺血机制包括直接机械压迫、血液中血管收缩物质的参与及出血后血液呈高凝状态等。因此，血肿清除后应同时应用神经保护药、钙通道阻滞剂等，以提高临床疗效。

（九）康复治疗

脑出血后生存的患者，多数遗留瘫痪及失语等症状，重者不能起床或站立。如何最大限度地恢复其运动及语言等功能，物理及康复治疗起着重要作用。一般主张只要可能应尽早进行，诸如瘫肢按摩、被动运动、针灸及语言训练等。有一定程度运动功能者，应鼓励其主动锻炼和训练，直到患者功能恢复到最好的状态。失语患者训练语言功能应有计划，由简单词汇开始逐渐进行训练。感觉缺失障碍，似难康复，但仍随全身的康复而逐渐好转。

病程依出血的多少、部位、脑水肿的程度及有否并发内脏综合征而各不相同。发病后生存时间可自数小时至几个月，除非大的动脉瘤破裂引起的脑出血，一般不会发生猝死。丘脑及脑干部位出血，出血量虽少，但容易波及丘脑下部及生命中枢故生存时间短。脑内出血量、脑室内出血量和发病后格拉斯哥昏迷指数(GCS)是预测脑出血的病死率的重要因素。CT 显示出血量$\geqslant$60 cm^3,GCS$\leqslant$8,30 天死亡的可能性为 91%,而 CT 显示出血量$\leqslant$30 cm^3,GCS$\geqslant$9 的患者,死亡的可能性为 19%。平均动脉压对皮质下、小脑、脑桥出血的预后无相关性;但影响壳核、丘脑出血的预后,平均动脉压越高,预后越差,血肿破入脑室有利于丘脑出血的恢复,但不利于脑叶出血的恢复。

第四章

循环系统急危重症

第一节　恶性心律失常

一、疾病特征

(一)一般临床表现

(1)患者自觉心脏跳动不适,如心悸、心慌、停搏感,时发时止;持续时间长短不一,短则几秒钟,长则几小时,甚至几天。

(2)患者可伴心前区疼痛、胸闷、头晕、乏力、黑蒙,严重者可出现晕厥、抽搐,甚至休克。

(3)患者多有心脏病(如冠心病、心肌炎、心包炎、心肌病、心力衰竭等)、内分泌疾病、贫血性疾病等病史。

(4)患者可有类似发作病史。

(二)体征

1.血压

心率过快或过慢时,血压可能出现降低,因此需要密切监测患者血压的变化。

2.心率、心律

心律失常发作时,患者心跳的节律及频率均会有所变化。

3.杂音

如果心脏瓣膜有狭窄或关闭不全时,常可在相应瓣膜听诊区闻及病理性杂音。

4.神志

重症恶性心律失常发作时,患者可出现嗜睡或意识模糊,甚至晕厥。

二、诊疗常规

(一)危险度评估

从血流动力学角度快速对心律失常的患者进行危险度评估。血流动力学不稳定时,患者可出现进行性低血压、休克的症状及体征、急性心力衰竭、进行性缺血性胸痛、意识障碍等,提示病情危重,预后不佳。此时应追求抢救治疗的效率,情况紧急时没有充足时间来详细询问病史和体检,应边询问边抢救。血流动力学相对稳定者,相对危险度较低。可根据心电图的特点、结合病史及体检进行诊断及鉴别诊断,选择相应治疗措施。

(二)辅助检查

1.心电图检查

心电图检查是诊断心律失常最常用、最重要的非侵入性检查,有助于心律失常的分类。动态心电图能提高心律失常诊断的阳性率,有助于检查患者症状的出现与心律失常有无关系。

2.超声心动图

超声心动图可观察心腔大小、室壁厚度、节段运动、瓣膜活动等,帮助确定有无器质性心脏病。

3.理化检查

如甲状腺功能、心肌标志物、电解质等,有助于病因诊断。

(三)常见恶性心律失常的诊断

恶性心律失常分为快速性心律失常和缓慢性心律失常。快速型心律失常,包括非持续性室性心动过速、持续性室性心动过速、尖端扭转型室性心动过速、加速性室性自主心律、心室颤动、心房扑动、心房颤动等;缓慢型心律失常,包括室内传导阻滞、病态窦房结综合征、高度房室传导阻滞等。

1.快速性心律失常

(1)心室扑动或心室颤动。①临床表现:意识丧失,颜面苍白,抽搐,呼吸停止,甚至死亡。②体征:心音消失、脉搏触不到、血压测不出。③心电图特点:QRS-T波完全消失,出现大小不等、形态不一的心电波形;心室颤动频率为150~500次/分的颤动波(图4-1),心室扑动频率为150~300次/分的扑动波。

(2)室性心动过速。①临床表现:心慌、气促、胸闷、心绞痛、晕厥、低血压,严重者休克、急性左心衰竭、心室颤动。②心电图特点:3个或以上室性期前收缩连续出现;QRS波群宽大畸形,时限>0.12秒,T波与QRS波主波方向相反;心室率100～250次/分,心律齐或不齐,见图4-2。

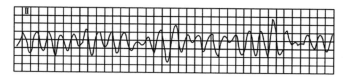

图4-1 心室颤动

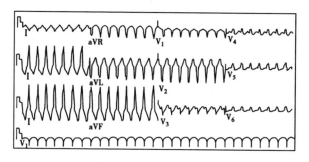

图4-2 室性心动过速

(3)尖端扭转型室性心动过速(TdP)。①临床表现:意识丧失、晕厥、四肢抽搐。②心电图特点:基础心率时QT间期延长、T波宽大、U波明显、TU波可融合;多于舒张早期的室性期前收缩诱发,发作时心室率多在200次/分;一系列增宽变形的QRS波群,以每3～10个不等的QRS波群围绕基线不断扭转其主波的正负方向,每次发作持续时间数秒到数十秒不等,易进展为心室颤动,危险度高,见图4-3。

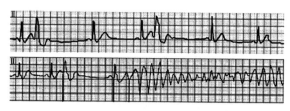

图4-3 尖端扭转型室速

2.缓慢性心律失常

(1)临床表现:头晕、乏力、胸闷、心悸、黑蒙,甚至心源性晕厥及猝死。

(2)心电图特点。①病态窦房结综合征:严重而持续的心动过缓,可合并窦房传导阻滞,短暂窦性停搏,在24小时动态心电图心率可<35次/分;在心动过缓的基础上,可以出现逸搏或逸搏心律;较常出现"慢快综合征",心率快时可为

心房扑动、心房颤动或室上性心动过速,而平时为窦性心动过缓。②窦性停搏:也称窦性静止。因迷走神经张力增高或者窦房结功能障碍。窦房结一过性停止激动;心电图可见规则的 P-P 间距中突然出现 P 波的脱失,形成长 P-P 间距;长 P-P 间距与正常的 P-P 间距无倍数关系。③三度房室传导阻滞:P 波与 QRS 波毫无关系(PR 间期不固定);心房率快于心室率;可出现交界性逸搏(QRS 形态正常,频率一般为 40~60 次/分)或室性逸搏心率(QRS 形态宽大畸形,频率一般为 20~40 次/分)。

(四)治疗

恶性心律失常急性发作期处理方式的选择应以血流动力学状态为核心。急性期处理的原则是尽快终止致命性心律失常,改善血流动力学状态,治疗原发疾病和诱因,追求抗心律失常治疗的有效性,挽救生命。对非威胁生命的心律失常处理,需要更多地考虑治疗措施的安全性,过度治疗反而可导致新的风险。

1.急救处理

如果判断患者出现心脏骤停,立即给予心肺复苏。

2.快速性心律失常

(1)心室扑动或心室颤动:立即给予非同步电除颤复律术,单向波除颤能量为 360 J,双相波除颤能量为 150~200 J,除颤后立即给予 5 个循环的心肺复苏,观察除颤是否成功,如果除颤无效后,在心肺复苏的同时注射肾上腺素 1 mg 后重复电除颤。一旦循环停止超过 4 分钟,电除颤的成功率极低。

(2)室性心动过速。①血流动力学不稳定:需立即行同步直流电复律,单向波除颤能量为 360 J,双相波除颤能量为 150~200 J,除颤无效后,可应用胺碘酮 300 mg 静脉推注后再重复除颤,电击能量同前。无脉性或多形性室速视同心室颤动。②血流动力学稳定:可选用药物复律。利多卡因:1~1.5 mg/kg 静脉注射,随后 1~4 mg/min,每 5~10 分钟以 0.5~0.75 mg/kg 弹丸式注射,最大剂量为 3 mg/kg。禁用于严重心力衰竭、休克、高度房室传导阻滞及肝肾功能严重受损者。胺碘酮:150 mg 静脉注射 10 分钟以上,然后 1 mg/min 持续 6 小时,随后 0.5 mg/min 维持超过 18 小时;如果为复发性或难治性心律失常,可以每 10 分钟重复 150 mg,24 小时最大剂量 1.2 g,禁用于严重心动过缓、高度房室传导阻滞的患者。③植入埋藏式自动复律除颤器(AICD):能明显减少恶性心律失常的猝死发生率。

(3)尖端扭转型室速(TdP),可分为获得性和先天性。①静脉补钾、补镁:维持血钾水平4.5~5.0 mmol/L;无论血清镁的水平如何,给予硫酸镁 2~5 g,用

5％葡萄糖液 40 mL 稀释后缓慢注射,然后以 8 mL/min 静脉滴注。②当 TdP 持续发作时,需按心搏骤停处理,有心室颤动倾向者,及时电复律,同时停用引起心律失常的药物,纠正电解质紊乱。③缓慢型心律失常或长间期引起的 TdP,应给予临时起搏,以起搏频率＞70 次/分为宜。可用提高心率的药物异丙肾上腺素 1～10 mg,加入 5％葡萄糖溶液 500 mL 中快速静脉滴注,有效后予以 2～10 μg/min 维持,使心室率维持在 70～100 次/分。也可给予阿托品等药物。

3.缓慢性心律失常

导致血流动力学紊乱时,需急救治疗,除给予提高心室率和促进传导的药物外,必要时置入临时起搏器对症治疗。积极寻找病因,针对病因治疗,如控制感染性疾病,纠正电解质紊乱,治疗洋地黄类药物中毒等。如病因去除后心率仍不能恢复者,考虑永久性心脏起搏器植入术。

(1)应用提高心室率和促进传导的药物。①异丙肾上腺素:心率较慢者给予异丙肾上腺素5～10 mg,每 4～6 小时舌下含服。预防或治疗房室传导阻滞引起的阿-斯综合征发作,宜用0.5％异丙肾上腺素溶液连续静脉滴注,1～2 μg/min。维持心率在 60～70 次/分。异丙肾上腺素可增加异位心律,扩大梗死面积。对于心绞痛、急性心肌梗死患者慎用或禁用。②阿托品:每 4 小时口服 0.3 mg,适用于房室束分支以上的阻滞,尤其是迷走神经张力增高者,必要时皮下注射 0.3～1.0 mg,每 6～8 小时 1 次,或静脉滴注。③肾上腺皮质激素:可消除房室传导系统水肿,有利于改善某些病因所致的传导阻滞。地塞米松 5～10 mg 静脉滴注,1～2 次/天,可连续应用 2～3 天。

(2)人工心脏起搏治疗:有起搏器植入指征者给予安置人工心脏起搏器治疗。

第二节　急性冠脉综合征

一、疾病特征

(一)临床表现

急性冠脉综合征(ACS)包括不稳定型心绞痛(UA)、非 ST 段抬高型心肌梗死(NSTEMI)、ST 段抬高型心肌梗死(STEMI),其临床表现各有特点。

1.典型心绞痛

胸骨后或心前区突然发生的压榨性、闷胀性或窒息性疼痛或憋闷感;可放射到左肩、左臂前内侧到无名指、小指;可伴出汗;疼痛一般持续 1～5 分钟;休息或舌下含服硝酸甘油可缓解。发作常见的诱因包括劳累、情绪激动、受寒、饱食、吸烟等。

2.不稳定型心绞痛

不稳定型心绞痛指介于稳定型心绞痛和急性心肌梗死之间的临床状态,疼痛可较典型心绞痛为重。

3.急性心肌梗死

急性心肌梗死包括 NSTEMI/STEMI。急性心肌梗死胸痛或胸闷的性质与心绞痛相似但更剧烈,持续时间较长,可达数小时,休息和含服硝酸甘油多不能缓解。少数患者可无疼痛,或疼痛性质、部位不典型,或表现为休克、急性心力衰竭。部分患者可出现发热、心律失常甚至心脏骤停。

(二)体征

急性冠脉综合征可无明显体征。急性心肌梗死时心率可增快,或出现心律失常。发生二尖瓣乳头肌功能失调者,心尖区可出现收缩期杂音;发生心室间隔穿孔者,胸骨左下缘可出现响亮的收缩期杂音,常伴震颤。

二、诊疗常规

(一)诊断

患者有突发胸痛或胸闷的症状,或其他不典型的胸痛症状,有或无心血管疾病危险因素(高血压、糖尿病、血脂异常、吸烟、超重或肥胖、早发心血管疾病家族史等),或出现突发或加重的心律失常、心力衰竭或休克均应考虑是否存在 ACS,需结合心电图、肌钙蛋白等明确诊断。

(二)实验室检查

传统的心肌酶学只有血清磷酸肌酸激酶的同工酶(CK-MB)还存在价值,其他如磷酸肌酸激酶(CK)、天门冬酸氨基转移酶(AST)、乳酸脱氢酶(LDH)、羟丁酸脱氢酶因其特异差,临床不作为 ACS 的常规诊断检测项目,但在判断急性心肌梗死(AMI)的发病时期仍有一定价值。

1.肌钙蛋白

肌钙蛋白是心肌损伤的特异性标志物,包括肌钙蛋白 T(cTnT)、肌钙蛋白 I

(cTnI)及超敏肌钙蛋白 I(hs-cTnI)。肌钙蛋白均在发病 2 小时后增高,其中 cTnT 持续 5~14 天,cTnI 持续 5~10 天。

2.其他

为排除其他疾病,常规需检查的内容包括血常规、血型、血脂、肝功能、血糖、D-二聚体、出血时间、凝血时间、纤维蛋白原等。

(三)影像学检查

1.心电图

不同类型的 ACS 其心电图表现不同。

UA 时,新出现相邻导联 ST 段水平型或下斜型压低≥0.05 mV,T 波平坦或倒置(变异型心绞痛者则有关导联 ST 段抬高),发作过后数分钟内逐渐恢复。

AMI 时,新出现相邻导联 ST 段抬高,在非 V_2~V_3 导联≥0.1 mV,V_2~V_3 导联根据性别、年龄有所不同:在≥40 岁以上男性≥0.2 mV,<40 岁男性≥0.25 mV,女性≥0.15 mV;ST 段压低和 T 波改变:在以 R 波为主的导联上,新出现的 ST 段压低≥0.05 mV,T 波倒置≥0.1 mV。新出现的左束支传导阻滞(LBBB)是 AMI 的有力证据。

2.心脏彩超

新出现的室壁运动的减弱或消失是 ACS 的证据。少数重症患者甚至可出现乳头肌断裂、室间隔穿孔或左心室游离壁破裂,以及室壁瘤的形成等。左室射血分数(LVEF)可下降。

3.冠脉 CT

冠脉 CT 是当前非侵入方法了解冠状动脉通畅情况的最快速诊断方法,其阴性预测值较高。

4.冠脉造影

冠脉造影可明确冠状动脉的狭窄程度,与血管内超声(IVUS)结合是当前诊断冠心病的金标准。

5.心肌核素显像

心肌核素显像可显示出梗死的部位及梗死面积的大小,有助于判断心室功能、诊断梗死后造成的室壁动作失调和室壁瘤。

随着技术的进步,心脏磁共振是未来早期快速诊断 ACS 的有力助手。

(四)治疗

所有 ACS 患者均应纳入绿色通道管理。从院前或院内首次医疗接触

(FMC)即应启动诊断和治疗程序。

1.一般治疗

(1)监测:持续心电、血压和血氧饱和度监测,及时发现和处理心律失常、血流动力学异常和低氧血症。

(2)非药物治疗:卧床休息、氧疗,纠正水、电解质及酸碱平衡失调。

(3)止痛:可舌下含服硝酸甘油0.5 mg。如疼痛剧烈不能缓解时,可给予吗啡3~10 mg皮下注射。

2.再灌注治疗

"时间就是心肌,时间就是生命",对于STEMI患者,应尽早给予再灌注治疗。STEMI患者就诊于具有经皮冠状动脉介入术(PCI)条件的医院时,优先推荐直接PCI,首次医疗接触到球囊扩张时间应<90分钟;若患者就诊于无PCI条件的医院时,若转运PCI能在120分钟内完成,则选择转运PCI,若无法在120分钟内完成,则在当地行溶栓治疗,且溶栓治疗应在30分钟内开始。UA和NSTEMI的患者不能溶栓,建议使用TIMI、GRACE等评分系统对患者进行危险分层,高危和极高危的UA和NSTEMI患者应早期行冠脉介入治疗。

(1)溶栓治疗:症状出现后越早进行溶栓治疗(就诊到开始溶栓时间<30分钟),降低病死率效果越明显,且对6~12小时仍有胸痛及ST段抬高的患者进行溶栓治疗仍可获益。

溶栓治疗的适应证:①两个或两个以上相邻导联ST段抬高(胸导联≥0.2 mV,肢导联≥0.1 mV),或提示AMI病史伴左束支传导阻滞(影响ST段分析),起病时间<12小时,年龄<75岁。②前壁心肌梗死、低血压[收缩压<13.3 kPa(100 mmHg)]或心率增快(>100次/分)患者治疗意义更大。③ST段抬高,年龄≥75岁的患者,无论是否溶栓治疗,死亡的风险性均很大。因此,慎重权衡利弊后仍可考虑溶栓治疗。④ST段抬高,发病时间12~24小时,溶栓治疗收益不大,但在有进行性缺血性胸痛和广泛ST段抬高的患者,仍可考虑溶栓治疗。⑤高危心肌梗死,就诊时收缩压>24.0 kPa(180 mmHg)和/或舒张压>14.7 kPa(110 mmHg),应镇痛、将血压降至20.0/12.0 kPa(150/90 mmHg)时再行溶栓治疗。起病时间>24小时,缺血性胸痛已消失者或者仅有ST段压低者不主张溶栓治疗。

溶栓治疗的禁忌证:①既往发生过出血性脑卒中,6个月内发生过缺血性脑卒中或脑血管事件;②中枢神经系统受损、颅内肿瘤或畸形;③近期(2~4周)有活动性内脏出血;④未排除主动脉夹层;⑤入院时严重且未控制的高血压病

[＞24.0/14.7 kPa(180/110 mmHg)]或慢性严重高血压病史;⑥目前正在使用治疗剂量的抗凝药或已知有出血倾向;⑦近期(2～4周)创伤史,包括头部外伤、创伤性心肺复苏或较长时间(＞10分钟)的心肺复苏;⑧近期(＜3周)外科大手术;⑨近期(＜2周)曾有在不能压迫部位的大血管行穿刺术。

溶栓治疗常用药物有尿激酶、链激酶或重组链激酶、重组组织型纤溶酶原激活剂。

溶栓再通的判断标准:根据冠状动脉造影观察血管再通情况直接判断(TIMI 分级达到 2、3 级者表明血管再通),或根据以下情况来判断血栓是否溶解:①心电图抬高的 ST 段于 2 小时内回降＞50％;②胸痛 2 小时内基本消失;③2 小时内出现再灌注心律失常;④血清 CK-MB 酶峰值提前出现(14 小时内)。

(2)介入治疗。①直接 PCI:在可行的情况下为首选,在胸痛发生后 12 小时内进行。ST 段抬高和新出现或怀疑新出现左束支传导阻滞的 ACS 患者,入院 90 分钟内进行球囊扩张;并发心源性休克患者,年龄＜75 岁,STEMI 发病在 36 小时内,并且血管重建术可在休克发生 18 小时内完成者,应首选直接 PCI 治疗;适宜再灌注心肌治疗而有溶栓禁忌证者,直接 PCI 可作为一种再灌注治疗手段。②补救性 PCI:对溶栓治疗未再通的患者使用 PCI 恢复前向血流,即为补救性 PCI。③溶栓治疗再通者 PCI 的选择:建议对溶栓治疗成功的患者,若无缺血复发,应在 7～10 天后进行择期冠状动脉造影,若病变适宜可行 PCI。

(3)冠状动脉旁路移植术(CABG):介入治疗失败或溶栓治疗无效有手术指征者,宜争取 6～8 小时内施行。

3.药物治疗

(1)抗血小板治疗:一旦确诊,即给予双联抗血小板治疗,以阿司匹林为基础,同时联合应用另一种吡啶类的药物包括氯吡格雷、替卡格雷、替格瑞洛。①抗氧化酶抑制剂:阿司匹林,初始剂量 300 mg,3 天后除外过敏等其他禁忌证,主张长期小剂量 75～100 mg/d 维持;②二磷酸腺苷受体拮抗剂:氯吡格雷,初始剂量 300 mg,以后 75 mg/d 维持;新型制剂普拉格雷和替卡格雷较氯吡格雷作用更强、起效更快、作用更持久;③血小板膜糖蛋白 Ⅱ b/Ⅲ a(GP Ⅱ b/Ⅲ a)受体拮抗剂:当冠脉造影发现梗死相关血管内血栓量较大时,在直接 PCI 前应常规使用 GP Ⅱ b/Ⅲ a 受体拮抗剂,并建议 PCI 术后继续使用 12～24 小时;④环核苷酸磷酸二酯酶抑制剂:西洛他唑,0.1 g,每天 2 次,目前仅作为阿司匹林不耐受或氯吡格雷耐药的替代药物。

(2)抗凝治疗:凝血酶是使纤维蛋白原转变为纤维蛋白,最终形成血栓的关键环节,因此抑制凝血酶至关重要。可使用普通肝素或低分子肝素,低分子量肝素具有应用方便、不需监测凝血时间、肝素诱导的血小板减少症发生率低等优点。①普通肝素:PCI前在导管室静脉注射100 U/kg(无维持剂量);②低分子肝素:5 000 IU,每天2次,皮下注射;具有不监测凝血时间、出血并发症低的优点;③磺达肝癸钠:选择保守治疗且出血风险高的患者优选;④比伐芦定:主要用于PCI术前抗凝,出血并发症少,安全性更好。

(3)他汀治疗:除调脂作用外,他汀类药物还具有抗炎、改善内皮功能、抑制血小板聚集的多效性,所有无禁忌证的ACS患者入院后24小时内应尽早启动强化他汀类药物治疗。

(4)硝酸酯类药物:扩张冠状动脉,改善血流,增加侧支血管开放,提高心内膜下与心外膜的血流比率,缓解缺血性胸痛。静脉应用硝酸甘油,适合持续胸痛或肺水肿患者,初始剂量为10 μg/min,最大剂量≤200 μg/min,静脉滴注24～48小时,然后改用口服硝酸酯制剂,如硝酸异山梨酯和5-单硝酸异山梨酯。下壁伴右心室梗死时,因更易出现低血压,硝酸酯类药物应慎用。

(5)β受体阻滞剂:通过降低交感神经张力以减少心肌耗氧量,缩小心肌梗死面积,减少心室颤动等恶性心律失常。在无该药禁忌证时,应在24小时内常规应用。目标心率静息状态55～65次/分,如美托洛尔12.5～100 mg,每天2次口服。前壁STEMI伴剧烈胸痛或高血压者,β受体阻滞剂亦可静脉使用。

(6)血管紧张素转换酶抑制剂(ACEI)和血管紧张素Ⅱ受体拮抗剂(ARB):通过影响心肌重塑、减轻心室过度扩张而减少充盈性心力衰竭的发生率和病死率。对于前壁心梗、心力衰竭、LVEF≤40%的AMI患者,若无使用禁忌证,应在24小时内应用。如果患者不能耐受ACEI,可考虑给予ARB。最初24小时给予口服卡托普利6.25 mg,每8小时一次,在血压能耐受的情况下逐渐加量。

第三节 急性病毒性心肌炎

急性病毒性心肌炎是指嗜心性病毒感染引起的,以心肌非特异性间质性炎症为主,伴有心肌细胞变性、溶解或坏死病变的心肌炎,病变可累及心脏传导和起搏系统,亦可累及心包膜。该病临床上以肠道病毒(如柯萨奇病毒B组2、4两型最多见,其次为 5、3、1 型及 A 组的 1、4、9、16、23 型,艾柯病毒和脊髓灰质炎病毒等)和流感病毒感染较为常见。此外,麻疹、腮腺炎、乙型脑炎、肝炎和巨细胞病毒等也可引起心肌炎。

一、发病机制

病毒引起心肌损伤的机制迄今尚未阐明,可能的途径包括以下几点。

(一)病毒直接侵犯心肌

病毒感染后可引起病毒血症,经血流直接侵犯心肌,导致心肌纤维溶解、坏死、水肿及炎性细胞浸润。有人认为,急性暴发性病毒性心肌炎和病毒感染后4 周内猝死者,病毒直接侵犯心肌可能是主要的发病机制。

(二)免疫变态反应

对于大多数病毒性心肌炎,尤其是慢性心肌炎,目前认为主要是通过免疫变态反应而致病。参与免疫反应的可能是病毒本身,也可能是病毒-心肌抗体复合物;既有体液免疫参与,又有细胞免疫参与。此外,患者免疫功能低下在发病中也起重要作用。

二、诊断

(一)临床表现及特点

(1)患者起病前 1~3 周内常有上呼吸道或消化道感染史。

(2)心脏受累表现:心悸、气促、心前区疼痛等。体检时,轻者心界不扩大,重者心浊音界扩大,心率增快且与体温升高不相称,可出现舒张期奔马律;心律失常多见频发期前收缩,亦可表现为房室传导阻滞,以至出现心动过缓、心尖区第一心音低钝;可闻及收缩期吹风样杂音。重症患者可短期内出现心力衰竭或心源性休克,少数因严重心律失常而猝死。

(3)老幼均可发病,但以儿童和年轻人较易发病。

(二)实验室检查及其他辅助检查特点

(1)心电图常有各种心律失常的表现,以室性期前收缩最常见,其次为房室传导阻滞、束支及室内阻滞、心动过速等。心肌损害可表现为 ST 段降低,T 波低平或倒置,QT 间期延长等。暴发性病毒性心肌炎可有异常 Q 波,阵发性室性心动过速,高度房室传导阻滞甚至心室颤动等。心电图改变对心肌炎的诊断并无特异性。

(2)血清酶学检查可有 CK 及其同工酶(CK-MB)、AST 或 LDH 及其同工酶

(LDH1)增高。

（3）X线、超声心动图检查示心脏轻至中度增大，搏动减弱，有时可伴有心包积液，此时称"心肌心包炎"。

（4）血白细胞可轻至中度增多，血沉加速。

（5）从咽拭子、尿、粪、血液及心包穿刺液中分离出病毒，且在恢复期血清中同型病毒抗体滴度较初期或急性期（第一份）血清升高或下降4倍以上，可认为是新近有病毒感染。

诊断病毒性心肌炎必须排除可能引起心肌损害的其他疾病，常见的如风湿性心肌炎、中毒性心肌炎、结缔组织和代谢性疾病所致心肌损害，以及原发性心肌病等。

三、治疗

(一)酌情应用改善心肌细胞营养与代谢的药物

（1）辅酶A 50～100 U 或肌苷 200～400 mg，每天 1～2 次，肌内注射或静脉注射。

（2）细胞色素C 15～30 mg，每天1～2次，静脉注射。注意该药应先皮试，无过敏者才能注射。

（3）ATP 或三磷酸胞苷(CTP) 20～40 mg，每天 1～2 次，肌内注射，前者尚有口服或静脉制剂可供选用，剂量相同。

（4）辅酶 Q_{10}：每天 30～60 mg，口服；或 10 mg，每天 2 次，肌内注射及静脉注射。

（5）FDPY 5～10 g，每天 1～2 次，静脉滴注，对重症病毒性心肌炎可能有效。

一般情况下，上述药物视病情可适当搭配或联合应用 2～3 种即可，10～14 天为 1 个疗程。

此外还有极化液疗法：氯化钾 1～1.5 g，普通胰岛素 8～12 U，加入 10％的葡萄糖液 500 mL 内，每天 1 次，静脉滴注，尤其适用于频发室性期前收缩者。在极化液的基础上再加入 25％的硫酸镁 5～10 mL，对快速型心律失常疗效更佳，7～14 天为 1 个疗程。大剂量维生素 C，每天 5～10 g 静脉滴注，以及丹参酮注射液 40～80 mg，分 2 次加入 50％的葡萄糖液 20 mL 内静脉注射或稀释后静脉滴注，连用 2 周，也有一定疗效。

(二)肾上腺皮质激素

肾上腺皮质激素有抑制炎性反应、降低血管通透性、减轻组织水肿及抗过敏作用,但也可抑制免疫反应和干扰素的合成,促进病毒繁殖和炎症扩散,加重心肌损害,因此应用肾上腺皮质激素有利有弊。为此,多数学者主张病毒性心肌炎急性期,尤其是最初2周内,病情并非危重者不用激素;但短期内心脏急剧增大、高热不退、急性心力衰竭、严重心律失常、休克、全身中毒症状严重合并多脏器损害或高度房室传导阻滞者,可试用地塞米松,每天10~30 mg,分次静脉注射,或用氢化可的松,每天200~300 mg,静脉滴注,连用3~7天,待病情改善后改口服,并迅速减量至停用,一般疗程不宜超过2周。若用药1周仍无效,则停用。肾上腺皮质激素对重症病毒性心肌炎有效,其可能的原因与抑制了心肌炎症、水肿,消除过度、强烈的免疫反应和减轻毒素作用有关。

(三)抗生素

急性病毒性心肌炎可使用广谱抗生素,如氨苄西林、头孢菌素等,以防止继发性细菌感染,因后者常是诱发病毒感染的条件,特别是流感、柯萨奇及腮腺炎病毒感染,且可加重病毒性心肌炎的病情。

(四)抗病毒药物

抗病毒药物疗效不肯定,因为病毒性心肌炎主要是免疫反应的结果。即使是由于病毒直接侵犯所致,但抗病毒药物能否进入心肌细胞内杀灭病毒也尚有疑问。流感病毒所致心肌炎可试用吗啉胍(ABOB)100~200 mg,每天3次;或金刚烷胺100 mg,每天2次。疱疹病毒性心肌炎可试用阿糖胞苷和利巴韦林,前者剂量为每天50~100 mg,静脉滴注,连用1周;后者剂量为100 mg,每天3次,视病情连用数天至1周,必要时亦可静脉滴注,剂量为每天300 mg。此外,中草药如板蓝根、连翘、大青叶、黄连、黄芩、虎杖等也具有抗病毒作用。

(五)免疫调节剂

(1)人白细胞干扰素1.5万~2.5万单位,每天1次,肌内注射,7~10天为1个疗程,间隔2~3天,视病情可再用1~2个疗程。

(2)应用基因工程制成的干扰素100万单位,每天1次,肌内注射,2周为1个疗程。

(3)聚肌胞每天1~2 mg,每2~3天1次,肌内注射,2~3个月为1个疗程。

(4)简化胸腺素10 mg,每天肌内注射1次,共3个月,之后改为10 mg,隔天肌内注射1次,共半年。

(5)免疫核糖核酸(IRNA)3 mg,每2周1次,皮下注射或肌内注射,共3个月,之后每月肌内注射3 mg,连续6~12个月。

（6）转移因子（TF）1 mg，加注射水 2 mL，每周 1～2 次，于上臂内侧或两侧腋部皮下或臀部肌内注射。

（7）黄芪有抗病毒及调节免疫的功能，对干扰素系统有激活作用，在淋巴细胞中可诱生 γ 干扰素，还能改善内皮细胞的生长及正性肌力作用，可口服、肌内注射或静脉内给药，用量为黄芪口服液（每支含生黄芪 15 g）1 支，每天 2 次，口服；或黄芪注射液（每支含生黄芪 4 g/2 mL）2 支，每天 1～2 次，肌内注射；或在 5% 的葡萄糖液 500 mL 内加黄芪注射液 4～5 支，每天 1 次，3 周为 1 个疗程。

（六）纠正心律失常

基本上按一般心律失常治疗。对于室性期前收缩、快速型心房颤动，可用胺碘酮 0.2 g，每天 3 次，1～2 周后或有效后改为每天 0.1～0.2 g 维持。阵发性室性心动过速、心室扑动或颤动应尽早采用直流电电击复律，亦可迅速静脉注射利多卡因 50～100 mg，必要时隔 5～10 分钟后再注射，有效后静脉滴注维持 24～72 小时。心动过缓可用阿托品治疗，也可加用激素。对于二度和三度房室传导阻滞，尤其是有脑供血不足表现或有阿-斯综合征发作者，应及时安置人工心脏起搏器。

（七）心力衰竭和休克的防治

重症急性病毒性心肌炎可并发心力衰竭或休克。有心衰者应给予低盐饮食、供氧，视病情缓急可选用口服或静脉注射洋地黄类制剂，但剂量应控制在常规负荷量的 1/2～2/3，必要时可并用利尿剂、血管扩张剂和非洋地黄类正性肌力药物，同时注意水、电解质平衡。

第四节　心包积液与心脏压塞

一、心包积液

心包积液可出现于所有的急性心包炎中，为壁层心包受损的反应。患者在临床上可无症状，但如果液体积聚导致心包腔内压升高而产生心脏压迫，则可出现心脏压塞。继发于心包积液的心包腔内压力升高与以下几个因素有关：绝对的积液量，积液产生的速度，心包本身的特性。正常人心包腔容纳有 15～50 mL

液体,如液体积聚缓慢,心包伸展,心包腔内可适应多达 2 L 液体而不出现心包腔内压升高。然而,正常未伸展的心包腔能适应液体快速增长而仍维持心包腔内压力-容量曲线在平坦部分的液量仅 80～200 mL,液体迅速增加超过200 mL,则心包腔内压力会显著上升。如心包因纤维化或肿瘤浸润而异常僵硬,则很少量的积液也会使心包腔内压力显著升高。

(一)无心脏压塞的心包积液

无论何种心包积液,其临床重要性依赖以下因素:是否出现因心包腔内压力升高而致的血流动力学障碍,全身性病变的存在及其性质。对疑有急性心包炎患者,使用超声心动图来确定心包积液是相当可靠的,因为存在心包积液时即使不能诊断,也能提示心包有炎症。除非有心脏压塞或因诊断需要分析心包积液(如急性细菌性心包炎),否则无指征行心包穿刺术。

(二)慢性心包积液

慢性心包积液为积液存在 6 个月以上,可出现在各种类型的心包疾病中。患者通常可有惊人的耐受力而无心脏受压症状,常在常规胸部 X 线检查中发现心影异常增大。慢性心包积液尤好发于以往有特发性病毒性心包炎、尿毒性心包炎和继发于黏液水肿或肿瘤的心包炎患者中。慢性心包积液也可发生在慢性心力衰竭、肾病综合征和肝硬化等各种原因引起的水、钠潴留时,且可与腹水、胸腔积液同时出现。有报道称,3％的原发性心包疾病患者的初始表现为大量特发性慢性心包积液,其中女性更多见。慢性心包积液的处理部分依赖于其病因,且必须除外隐匿性甲状腺功能减退。无症状、稳定且是特发性积液的患者除避免抗凝外,常不需要特异性治疗。

二、心脏压塞

心脏压塞是心包腔内液体积聚引起心包内压力增加所造成的病症,其特征:①心腔内压力升高;②进行性限制心室舒张期充盈;③每搏输出量和心排血量降低。

(一)心导管检查

心导管检查在确定心包积液时血流动力学的变化是非常有价值的。除非患者处于垂危的紧急状况,一般可在右心及结合心包穿刺术在患者心包腔内插入导管。心导管检查可以提供心脏压塞绝对肯定的诊断,测定血流动力学的受损情况,通过心包抽液血流动力学改善的证据来指导心包穿刺抽液,测定同时并存的血流动力学异常,包括左心衰竭、渗出-缩窄性心包炎和在恶性积液的患者中未料到的肺动脉高压。

心导管检查一般均显示右心房压力升高伴特征性的保持收缩期 X 倾斜,而无或仅有一小的舒张期 Y 倾斜。若同步记录心包内压力和右心房压力,可见二者几乎一致升高,吸气时二者同时下降,在 X 倾斜的收缩期射血时间里,心包内压力略低于右心房压力。如果心包内压力不高或右心房压力和心包内压力不一致,则心脏压塞的诊断必须重新考虑。

右心室舒张中期压力是升高的,与右心房和心包内压力相等,但没有缩窄性心包炎的"下陷-高平原"的特征性表现,因为右心室和肺动脉的收缩压等于右心室和心包内压力之和,故右心室和肺动脉收缩压常有中等程度的升高,其范围为 $4.7\sim6.7$ kPa($35\sim50$ mmHg)。在心脏严重受压的病例中,右心室收缩压可以下降,仅略高于右心室舒张压。

通常肺嵌压和左心室舒张压是升高的,若同步记录心包内则三者压力相等。呼气时肺楔压常略高于心包内压力,所形成的压力阶差可促进左心充盈。呼气时肺楔压暂时的降低超出心包内压力的下降,则肺静脉循环和左心之间的压力阶差降低或消失。在严重左心室功能减退或左心室肥厚和左心室舒张压升高的患者中,在心包内压力和右心房压力相等但低于左心室舒张压时,即可发生心脏压塞。根据心脏受压的严重程度,左心室收缩压和主动脉压力可以正常或降低。

通过动脉内插管和压力测定可以很容易地证明有奇脉。同步记录体动脉和右心室压力显示,二者在吸气时的变化是超出时相范围之外的。每搏输出量通常有明显降低,由于心动过速的代偿作用,心排血量可以正常,但在严重心脏压塞时可以明显降低。体循环阻力常常是升高的。

如果在心导管检查前,超声心动图已显示心脏压塞的图像,则心血管造影检查对诊断无特殊意义。在心脏不很正常的病例中,右心室和左心室的舒张末期容量通常是降低的,而射血分数是正常或升高的。

心包抽液后的最初结果是心包内、右心房、右心室和左心室舒张压一致降低,然后心包内压力再低于右心房压力。右心房压力波形重新出现 Y 倾斜,继续抽液可以使心包内压力降至零点水平,并随胸腔内压力的变化而波动。由于心包的压力-容量曲线很陡直,故心包液体只要抽取 $50\sim100$ mL 就可使心包内压力直线下降且体动脉压力和心排血量改善,奇脉消失。心包内压力下降通常伴有尿量增多,这与心排血量增加和心房钠尿肽的释放有关。

如果心包内压力降至零或负值而右心房压力仍升高,则应高度考虑渗出-缩窄性心包炎,尤其是肿瘤或曾接受过放疗的患者。在成功行心包穿刺抽液后,右心房压力持续升高的其他原因依次为心脏压塞伴以往有左心室功能减退、肺高压和右心房高压、三尖瓣病变及限制型心肌病。在怀疑有恶性病变的患者中,源于肺微血管肿瘤的肺动脉高压是右心房压力持续升高的一个重要原因,并且在心包积液完全引流后气急症状亦不能缓解。在肿瘤病变的患者中,必须对心脏压塞和上腔静脉综合征加以区别。因为在肿瘤患者中,以上病变可单独存在,亦合可并存在于上腔静脉梗阻的患者中。由于存在颈静脉压力升高和由呼吸窘迫造成的奇脉,可能疑有心脏压塞。在这种情况(不伴有心脏压塞)下,上腔静脉压显著升高,超过右心房和下腔静脉压伴搏动减弱。由于心脏压塞及其他引起中心静脉压升高的原因,同样可以改变呼吸对腔静脉内血流波动的影响,故二维和多普勒超声心动图不能鉴别这些情况。如果肿瘤患者心脏压塞缓解后颈静脉压力持续升高,则反映出上腔静脉和右心房之间有压力阶差,应考虑上腔静脉梗阻,用放射治疗可能有效。

(二)心包穿刺术

当为患者做心包穿刺或心包切开术时,所做的血流动力学支持准备中应包括静脉内补充血液、血浆或盐水。已有研究证明,扩容的理论基础是能延缓右心室舒张塌陷和血流动力学恶化的出现。在试验性心脏压塞中,给予去甲肾上腺素和多巴酚丁胺能显著促使心排血量和氧的传递大量增加,从而延缓组织缺氧的出现。也有人在试验性心脏压塞中使用过血管扩张药、肼屈嗪和硝普钠,通过降低增高的体循环阻力来促使心排血量增加。给心脏压塞患者应用血管扩张药的同时扩容必须非常谨慎,因为这对处于临界或明显低血压状态的患者来说可能有危险。应避免使用β受体阻滞剂,因为提高肾上腺素活性能帮助维持心排血量。尽可能避免正压通气,因已证实其能进一步降低心脏压塞患者的心排血量。

已达压塞压力的心包渗液可采用以下方法清除:①用针头或导管经皮心包穿刺;②经剑突下切开心包;③部分或广泛的外科心包切除。自 1840 年维也纳内科医师弗兰茨·舒策(Franz Schuh)首次演示心包穿刺术以来,该手术虽已普遍运用,但有关其确切的指征尚存在相当大的争议。心包穿刺术的益处在于能迅速缓解心脏压塞和有机会获得在心包抽液前后准确的血流动力学参数。经皮心包穿刺术的主要危险是可戳破心脏、动脉或肺。20 世纪 70 年代以前,心包穿刺术通常是在床边用尖针盲目进行的,没有血流动力学或超声心动图的监测,患者死亡或危及生命的并发症的发生率高达 20%。

第五章

消化系统急危重症

第一节　暴发性肝衰竭

暴发性肝衰竭（FHF）是指原来无肝炎病史，急骤发病后 8 周内肝细胞大块变性、坏死，导致肝功能衰竭的综合征。本病预后险恶，病死率可达 40%以上。

一、病因与发病机制

（一）病因

1.病毒感染

（1）肝炎病毒：包括各型肝炎病毒，其中以乙肝病毒所致者占首位。

（2）其他病毒：如 EB 病毒、巨细胞病毒、疱疹病毒及柯萨奇病毒等。

2.药物及化学毒物

（1）药物性肝损伤最常见，如抗结核药、对乙酰氨基酚、四环素、甲基多巴、氟烷、单胺氧化酶抑制剂及磺胺药等。

（2）化学性毒物如四氯化碳、毒蕈及无机磷等。

3.代谢异常

代谢异常有急性妊娠期脂肪肝、半乳糖血症、遗传性酪氨酸血症、瑞氏（Reye）综合征及威尔逊（Wilson）病等。

4.肝脏缺血及缺氧

如各种原因所致的充血性心力衰竭、感染性休克、肝血管阻塞等。

5.肿瘤

如原发性或继发性肝癌，以后者为常见。

(二)发病机制

1.致病因素对肝细胞的损伤

(1)肝炎病毒导致肝细胞坏死:急性肝炎有 3.8%～6.7% 的患者可发生 FHF,具体取决于肝炎病毒的致病力和机体对该病毒的敏感性,相关机制:①病毒直接使肝细胞变性坏死;②机体产生的免疫抗体对病毒感染的肝细胞(靶细胞)发生免疫破坏作用。

(2)药物或毒物对肝细胞的损伤:①某些药物(如抗结核药)在肝脏内分解代谢,其代谢产物以共价键与肝细胞连接,形成新的大分子结构,是造成肝细胞坏死的重要原因之一;②酶诱导剂能增强单胺氧化酶抑制剂的肝细胞毒性作用;③四环素可结合到肝细胞的 tRNA 上,影响肝细胞的合成作用;④毒蕈含有蝇蕈碱,能抑制肝细胞的 RNA 聚合酶,从而抑制肝细胞合成蛋白质。

2.肝内代谢物浓度的影响

肝细胞大量坏死可导致肝功能严重损伤,因此与肝脏有关的许多体内代谢产物浓度也会发生显著变化,表现为内源性和外源性异常物质增多,如血氨、短链脂肪酸(SCFA)、硫醇、乳酸等毒性物质增加;反之,维持人体正常功能的物质,如支链氨基酸、α-酮戊二酸、延胡索酸及草酰乙酸减少,进而干扰脑组织代谢,可产生精神、神经症状,严重时可发生肝性脑病。

二、诊断

(一)临床表现

FHF 的临床表现取决于原发病及肝损害程度,而且常伴有多脏器功能受累。

1.神经系统障碍(脑病)

疾病早期因两侧前脑功能障碍,患者表现为性格改变和行为异常,如情绪激动、视幻觉、精神错乱、睡眠颠倒。病情加重后累及脑干功能受损,患者出现意识障碍并陷入昏迷,称为肝性脑病。

2.黄疸

患者可出现不同程度的黄疸,且呈进行性加重。

3.脑水肿

50%～80% 的患者有脑水肿表现,如呕吐,球结膜水肿,并使昏迷程度加深。当发生脑疝时,两侧瞳孔大小不等,可致呼吸衰竭而死亡。

4.出血

FHF 患者因肝功严重受损使凝血因子合成减少,故常伴有严重出血倾向,危重者可发生急性 DIC,主要表现为上消化道出血及皮肤黏膜广泛出血。发生大出血后,FHF 患者血容量减少,血氨增高,可诱发或加重肝性脑病。

5.肺部病变

FHF 患者可发生多种肺部病变,如肺部感染、肺水肿及肺不张等,其中肺水肿的发生率异常增高,可导致突然死亡。

6.肾衰竭

FHF 患者合并急性肾衰竭的发生率为 $70\% \sim 80\%$,可出现少尿、无尿、氮质血症及电解质紊乱的表现。

7.低血压

大多数 FHF 患者伴有低血压,其原因是出血、感染、心肺功能不全及中枢性血管运动功能受损所致。

(二)辅助检查

1.血清转氨酶

血清转氨酶早期升高,晚期可降至正常。

2.血清胆红素

血清胆红素以结合胆红素升高为主,并出现"酶胆分离"现象,即胆红素进行性升高时转氨酶却降低,提示预后不良。

3.凝血与抗凝功能检查

可见多种凝血因子活性降低,凝血酶原时间延长,且用维生素 K 不能纠正。抗凝血酶Ⅲ和 α 血浆抑制物合成障碍,与肝脏受损程度呈正相关,可用于对预后的判断。

4.血清蛋白与前清蛋白

早期患者血清前清蛋白及清蛋白即可明显降低,可用于早期诊断。

5.血浆氨基酸

FHF 患者血液中芳香族氨基酸水平显著增高,支链氨基酸水平降低。

6.甲胎蛋白

血清甲胎蛋白轻度升高。

7.影像学检查

腹部超声、CT、磁共振等检查可观察患者的肝脏萎缩和坏死程度。

8.脑压检测

FHF患者存在颅内压升高,常用持续导管测压。

(三)诊断标准

FHF早期诊断要点如下。

(1)患者无肝炎病史,体检时肝脏明显缩小,周身情况渐差。

(2)患者的神志模糊,或新近有性格、行为改变。

(3)肝功能检查异常,凝血酶原时间延长,超过对照试验3秒以上。

(4)低血糖。

(5)重度高胆红素血症。

(6)血氨升高。

(7)脑电图异常。

三、救治措施

FHF的病因复杂,病情变化多端,进展迅速,治疗上必须采取综合措施才能降低病死率,具体措施如下。

(一)严密监护及支持疗法

(1)患者应安置在监护病房,严格记录各项生命体征及精神、神经情况,预防感染,对病情变化应及时处理。

(2)补充足够的热量及营养,每天热量为1 200～1 600 kJ;必须输注10%的葡萄糖液及多种维生素,适当辅以新鲜血浆、全血和清蛋白等。

(3)维持电解质和酸碱平衡,特别应纠正低血钾,如出现稀释性低血钠应限制入水量。

(二)护肝治疗

1.胰高血糖素

胰岛素疗法可用胰高血糖素1 mg及正规胰岛素8 U溶于10%的葡萄糖溶液250～500 mL中静脉滴注,每天1次,2周为1个疗程。本疗法可阻止肝坏死,促进肝细胞再生。

2.能量合剂

能量合剂每天一剂,同时可给予肝素250 mL。

3.六合或复方氨基酸

复方氨基酸250 mL或支链氨基酸250～500 mL静脉滴注,可调整患者体内的氨基酸失衡。

4.促肝细胞生长因子（HGF）

HGF 每天 80～120 mg，溶于 5%～10% 葡萄糖溶液 250～500 mL 中静脉滴注。该药可促进肝细胞再生，保护肝细胞膜，并能增强肝细胞清除内毒素的功能。

（三）并发症的治疗

1.出血倾向

对皮肤黏膜出血可用足量维生素 K_1，输注新鲜血浆以及补充凝血因子、凝血酶原复合物、酚磺乙胺等；消化道常发生急性胃黏膜病变而出血者，可用组织胺 H_2 受体阻滞剂及壁细胞质子泵阻滞剂奥美拉唑，或口服凝血酶；若发生 DIC 出血应使用肝素，每次 0.5～1 mg/kg，加入 5%～10% 的葡萄糖溶液 500 mL 中静脉滴注，用试管法测定凝血时间，维持在 20～25 分钟，出血好转后停药。在肝素化的基础上给予新鲜血浆或全血。

2.脑水肿

限制输液量，常规应用脱水剂，如 20% 的甘露醇 200 mL，快速静脉滴注，每 6～8 小时 1 次；或用地塞米松 5～10 mg 静脉滴注，每 8～12 小时 1 次。

3.肾衰竭

肾衰竭早期可常规使用利尿剂，如尿量仍不增加，则按功能性肾衰竭处理，或行透析疗法。

4.感染

必须尽早行抗感染治疗，应避免使用可损伤肝功能和肾功能的抗生素，如红霉素、四环素和氨基糖苷类药物。常选用氨苄西林和头孢菌素类抗生素。

5.调整免疫功能

可用胸腺素 20 mg 加入 10% 的葡萄糖液内静脉滴注；或干扰素 100 万单位，每周 2～3 次，肌内注射。

（四）肝移植

肝移植是目前较新的 FHF 治疗方法，但价格昂贵、条件受限，尚难普及应用。

第二节　急性重症胆管炎

急性重症胆管炎(ACST)过去称为"急性梗阻性化脓性胆管炎"(AOSC),是由于胆管梗阻和细菌感染,导致胆管内压升高,肝脏胆-血屏障受损,大量细菌和毒素进入血液循环,造成以肝胆系统病损为主,合并多器官损害的全身严重感染性疾病,是急性胆管炎的严重形式。

一、病因及发病机制

急性重症胆管炎的病因及发病机制主要与以下因素有关。

(一)胆管内细菌感染

正常人胆汁中无细菌。当胆管系统发生病变时(如结石、蛔虫、狭窄、肿瘤和胆管造影等),可引起胆汁含菌数剧增,并且细菌在胆管内过度繁殖,形成持续菌胆症。细菌的种类绝大多数为肠源性细菌,以需氧革兰阴性杆菌阳性率最高,其中以大肠埃希菌最为多见,也可见副大肠埃希菌、产气杆菌、铜绿假单胞菌、变形杆菌和克雷伯杆菌属等。需氧和厌氧多菌种混合感染是 ACST 的细菌学特点,细菌产生大量强毒性毒素是引起 ACST 全身严重感染综合征、休克和多器官衰竭的重要原因。

(二)胆管梗阻和胆压升高

导致胆管梗阻的原因有多种,常见的病因依次为结石、寄生虫感染(蛔虫、中华分支睾吸虫)、纤维性狭窄,较少见的梗阻病因有胆肠吻合术后吻合口狭窄、医源性胆管损伤狭窄、先天性肝内外胆管囊性扩张症、先天性胰胆管汇合畸形、十二指肠乳头旁憩室、原发性硬化性胆管炎、各种胆管器械检查操作等。胆管梗阻所致的管内高压是 ACST 发生、发展和恶化的首要因素。

(三)内毒素血症和细胞因子的作用

内毒素是革兰阴性菌细胞壁上的一种脂多糖成分,其毒性体现在类脂 A 上。内毒素具有复杂的生理活性,在 ACST 的发病机制中发挥着重要的作用。

(四)高胆红素血症

当胆管压力超过 3.5 kPa(26 mmHg)时,肝毛细胆管上皮细胞会坏死、破裂,胆汁经肝窦或淋巴管逆流入血(即胆小管静脉反流),胆汁内结合和非结合胆红素大量进入血液循环,引起以结合胆红素升高为主要表现的高胆红素血症。

(五)机体应答反应

1.机体应答反应异常

各种损伤可触发体内多种内源性介质反应,其在脓毒症和多器官功能障碍的发病中所起的介导作用也非常重要。

2.免疫防御功能减弱

本病所造成的全身和局部免疫防御系统的损害是感染恶化的重要影响因素。

二、分型

(一)病理分型

1.胆总管梗阻型胆管炎

本型主要由于胆总管的梗阻而发生 ACST,占 ACST 的 80% 以上。其病理范围可波及整个胆管系统,较早出现胆管高压和梗阻性黄疸,病情发展迅速,很快成为全胆管炎。

2.肝内胆管梗阻型胆管炎

本型主要是肝内胆管结石合并胆管狭窄发生 ACST。因病变常局限于肝内的一叶或一段,故虽然有严重感染存在,但可无明显腹部疼痛,黄疸也往往较少发生。此型胆管炎的临床症状比较隐蔽,同时由于肝内感染灶因胆管梗阻得不到通畅引流,导致局部胆管扩张,很快出现胆管高压,胆-血屏障被破坏,大量细菌内毒素进入血内,发生败血症。

3.胰源性胆管炎

胆管急性感染时,可发生急性胰腺炎。反之,发生胰腺炎时,胰液反流入胆管可引起胰源性胆管炎或胆囊炎。此类患者往往胰腺炎与胆管炎同时存在,增加了病理的复杂性与严重性。

4.复发生反流性胆管炎

在胆管肠道瘘或胆肠内引流术后,特别是行胆总管十二指肠吻合术后,由于肠道内容物和细菌进入胆管,尤其是当胆管有梗阻时,可引起复发性反流性胆管炎。

5.寄生虫性胆管炎

临床上常见的寄生虫性胆管炎多由胆管蛔虫所引起,占胆管疾病的 8%~12%。中华分支睾吸虫进入人体后,多寄生于肝胆管和胆囊内。如引起胆管梗阻和感染,患者可发生急性胆管炎,严重时可出现梗阻性黄疸和肝脓肿。肝包虫进入胆管后,也可发生急性胆管炎。严重的胆管感染可引起中毒性休克。

6.医源性胆管炎

随着内镜技术和介入治疗的发展,如经皮肝穿刺胆管造影术(PTC)、经皮肝穿刺胆管引流术(PTCD)、经内镜逆行性胰胆管造影(ERCP)、内镜下乳头括约肌切开术(EST)、经"T"形管进行胆管造影、经"T"形管窦道胆管镜取石等操作,术后,发生急性胆管炎的概率越来越高,特别是在胆管梗阻或感染的情况下更易发生。

(二)临床分型

1.暴发型

有些 ACST 可迅速发展为感染性休克和胆源性败血症,进而转变为 DIC 或 MODS。肝胆系统的病理改变呈急性蜂窝织炎,患者很快发展为致命的并发症。

2.复发型

若胆管由结石或蛔虫形成活塞样梗阻或不完全梗阻,则感染胆汁引流不畅,肝胆系统的急性、亚急性和慢性病理改变可交替出现并持续发展。胆管高压使毛细胆管和胆管周围发生炎症、局灶性坏死和弥漫性胆源性肝脓肿。感染也可扩散到较大的肝内、外胆管壁,引起胆管壁溃疡及全层坏死穿孔,形成膈下或肝周脓肿。肝内或肝周脓肿可能是化脓性细菌的潜在病灶,使急性胆管炎呈多次复发的病理过程。感染灶内的血管胆管瘘可导致胆管感染和周期性大出血。

3.迁延型

在胆管不全性梗阻和慢性炎症情况下,胆管壁发生炎性肉芽肿和纤维性愈合,继而发展为瘢痕性胆管狭窄、胆汁性肝硬化和局灶性肝萎缩等病理改变。这些改变又常合并肝内隐匿性化脓性病灶,在肝功能逐渐失代偿的情况下,致使急性化脓性胆管炎的临床经过呈迁延性,最终发展为整个肝胆系统多种不可逆性的病理损害,预后不良。

4.弥漫型

在本型中,ACST 的感染成为全身性脓毒血症。由于感染的血液播散,引起肝、肺、肾、脾、脑膜等器官的急性化脓性炎症或脓肿形成。在急性化脓性胆管炎反复发作的同时,患者可出现多器官和系统的功能衰竭。

三、临床表现

(一)原发胆管疾病

多数患者有长期胆管感染病史,部分患者有过 1 次以上的胆管手术史。原发胆管疾病不同,临床表现也有所不同。

1.胆管蛔虫病和先天性胆管病

胆管蛔虫病和先天性胆管病多见于儿童和青年,胆管蛔虫病多为剑突下阵发性钻头顶样绞痛,症状与体征分离。

2.胆管结石

胆管结石其多于青壮年起病,持续而呈阵发性加剧的剑突下或右上腹绞痛,可伴不同程度的发热和黄疸。

3.胆管肿瘤

胆管肿瘤以中老年最为常见,多表现为持续性上腹胀痛,可放射至同侧肩背部,常伴有进行性重度梗阻性黄疸。患者可在胆管造影或介入治疗后出现腹痛加剧、寒战发热和全身中毒症状。接受过胆管手术治疗的患者多在反复发作急性胆管炎后出现 ACST。

(二)急性胆管感染和全身脓毒性反应

急性胆管感染的症状为各类胆管炎所共有,典型表现为右上腹痛、发热和黄疸的三联征,具体临床表现因原发病不同而异。根据梗阻部位的不同,可将其分为肝内梗阻和肝外梗阻两型。

1.肝外胆管梗阻型

肝外胆管梗阻型一般起病较急骤,出现腹上区疼痛较剧烈、畏寒发热及黄疸的三联征,这是肝外梗阻型 ACST 的典型临床表现。腹痛多为持续性,并有阵发性加剧。高热是此症的特点,热型多为弛张热,常是多峰型,体温一般持续在 39 ℃以上,不少患者可达 41 ℃。发热前常有畏寒或寒战,有时每天可能有多次寒战及弛张高热。恶性胆管梗阻多有深度黄疸和高胆红素血症,尿黄如茶,大便秘结,少数患者胆管完全阻塞,黄疸在不断加深的同时粪便变成灰白色,常伴恶心、呕吐。腹部检查时发现腹上区饱满,腹式呼吸减弱,右上腹及剑突下有明显压痛及肌紧张,肝呈一致性增大,并有明显的压痛和叩击痛,肋下可触及肿大的胆囊。合并肝脓肿时,该处的肋间饱满,有凹陷性水肿,并有定点压痛。炎症波及周围者,腹上区压痛及肌紧张更明显。胆管、胆囊发生坏疽穿孔后,则表现为局限性或弥漫性腹膜炎刺激征,即有明显压痛、反跳痛和肌紧张。

2.肝内胆管梗阻型

肝内胆管梗阻型是指左右肝胆管汇合部分以上的梗阻,在我国最常见。其主要特点是阻塞部位越高腹痛越轻,甚至可无疼痛,仅以寒热为主诉而就诊者并不罕见。若非双侧一级胆管同时受阻,则无黄疸或只有轻度黄疸。缺乏上腹压痛和腹膜刺激征,肝脏常呈不均匀肿大,以患侧肿大为主,并有明显压痛和叩击痛,胆囊一般不肿大。病变侧肝脏可因长期或反复梗阻致纤维化、萎缩。由于梗阻部位高而局限,胆管内高压缺乏缓冲余地,更易发生胆管周围炎及败血症,故全身感染症状常更突出。由于临床症状不典型,易延误诊治。

(三)感染性休克和 MODS

ACST 常起病急骤,多在腹痛和寒战之后出现低血压,病情严重者可发生于发病后数小时内。出现低血压之前,患者常烦躁不安,脉搏增快,呼吸急促,血压可短暂上升,随后迅速下降,脉搏细弱。随着病情的加重,患者可发生神志障碍,以反应迟钝、神志恍惚、烦躁不安、谵妄、嗜睡多见,重者可发展至昏迷状态。过去曾认为,低血压和肝性脑病是主要表现,事实上脓毒性反应可累及循环、呼吸、中枢神经系统及肝脏、肾脏等全身各重要系统及器官而出现相应的症状,因而其临床表现是复杂多样的。

四、辅助检查

(一)实验室检查

除年老体弱和机体抵抗力很差者外,患者多有血白细胞计数显著增高,其上升程度与感染严重程度成正比,分类可见核左移;胆管梗阻和肝细胞坏死可引起血清胆红素、尿胆红素、尿胆素、碱性磷酸酶、血清转氨酶、γ-谷氨酰转肽酶、乳酸脱氢酶等升高。如同时有血清淀粉酶升高,表示伴有胰腺炎。血小板计数降低和凝血酶原时间延长提示有 DIC 倾向。此外,患者常可有低氧血症、代谢性酸中毒、低血钾、低血糖等。血细菌培养阳性,细菌种类与胆汁中培养所得一致。

(二)B 超检查

B 超检查是最常应用的简便、快捷、无创伤性辅助诊断方法,可显示胆管扩大的范围和程度,以估计梗阻部位,可发现结石、蛔虫、直径大于 1 cm 的肝脓肿及膈下脓肿等。B 超下可见胆总管甚至肝内胆管均有明显扩大(一般直径在 1.5～2.5 cm),胆管内有阻塞因子存在(主要是胆石和胆管蛔虫,偶可为胆管癌或壶腹部癌),肝脏或胆囊也常有增大。

(三)胸腹部 X 线检查

胸腹部 X 线检查有助于诊断脓胸、肺炎、肺脓肿、心包积脓、膈下脓肿、胸膜炎等。胆肠吻合术后反流性胆管炎的患者,腹部 X 线平片可见胆管积气,上消化道钡餐示肠胆反流。腹部 X 线平片还可同时提供鉴别诊断,可排除肠梗阻和消化道穿孔等。

(四)CT 检查

ACST 的 CT 图像不仅可以看到肝胆管扩张、结石、肿瘤、肝脏增大、萎缩等的征象,有时尚可发现肝脓肿。若怀疑急性重症胰腺炎,可做 CT 检查。

(五)经内镜逆行胆管引流(ERBD)、经皮肝穿刺引流(PTCD)

ERBD、PTCD 既可确定胆管阻塞的原因和部位,又可做应急的减压引流,但有加重胆管感染或使感染淤积的胆汁漏入腹腔的危险。如果 B 超检查发现肝内胆管有扩张,进一步做经皮胆管穿刺(PTC)更可以明确诊断,抽出的胆汁常呈脓性,细菌培养结果阳性者往往达 90% 以上;胆管内压也明显增高,一般均在 2.45 kPa(250 mmH$_2$O)以上,有时可高达 3.92 kPa(400 mmH$_2$O)。

(六)磁共振胆胰管成像(MRCP)

MRCP 可以详尽地显示肝内胆管的全貌、阻塞部位和范围。MRCP 图像不受梗阻部位的限制,是一种无创伤性的胆管显像技术,已成为目前较理想的影像学检查手段。MRCP 比 PTC 更清晰,它可通过三维胆管成像(3DMRC)进行多方位、不同角度的扫描观察,弥补平面图上由于组织影像重叠遮盖所造成的不足,对梗阻部位的确诊率达 100%,对梗阻的原因确诊率达 95.8%。

五、诊断

(一)诊断标准

除根据病史、体征和辅助检查外,可参照以下标准诊断 ACST,即有胆管梗阻,出现休克[动脉收缩压低于 9.3 kPa(70 mmHg)]或有以下两项者,即可确诊:①精神症状;②脉搏超过120 次/分;③白细胞计数超过 $20×10^9$/L;④体温超过 39 ℃或低于 36 ℃;⑤胆汁为脓性,伴有胆管压力明显增高;⑥血培养阳性或内毒素升高。

ACST 可因胆管穿孔、肝脓肿溃破引起脓毒败血症、胆管出血、邻近体腔脓肿及多脏器化脓性损害和功能障碍,故可出现相应的多种症状,须密切观察,及时检查确诊。但是,重症急性胆管炎的病理情况复杂,不能待所有的症状全部出现再采取措施。肝外胆管梗阻型患者术中探查可见胆总管压力较高,内有脓性胆汁,常伴有结石和蛔虫等,胆汁细菌培养常为阳性。肝内胆管梗阻型患者术中可见肝外胆管内压不高,胆汁也可无脓性改变,但当松动肝内胆管的梗阻后,即有脓性胆汁涌出,便可确定哪侧肝胆管梗阻。

(二)临床分期

ACST 的病理情况复杂,临床过程也不一致。根据疾病发展的基本规律,按"华西分级标准"可以归纳为以下四级。

Ⅰ级(单纯 ACST):胆管有梗阻和感染的因素,并出现急性胆管炎的症状,病变局限于胆管范围内。

Ⅱ级(ACST 伴感染性休克):胆管梗阻和感染发展,产生胆管高压,胆管积脓,出现内毒素血症、败血症和感染性休克。

Ⅲ级(ACST 伴胆源性肝脓肿):胆管压力进一步增高,肝脏的病理损伤加重,继发肝脓肿,患者表现为顽固性败血症、脓毒血症和感染性休克,内环境紊乱难以纠正。

Ⅳ级(ACST 伴多器官衰竭):患者休克进一步发展,引起多器官系统衰竭,危及患者生命。

分级是病情程度的划分,但病情恶化并不一定按顺序逐级加重,患者可因暴发性休克而迅速死亡,也可不经休克或肝脓肿而发生多器官功能衰竭。经有效的治疗后,病情又可出现不同程度的缓解,甚至痊愈。

六、治疗

(一)处理原则

ACST 一经诊断,应迅速采用强有力的非手术治疗措施。可根据患者对治疗的早期反应来决定进一步采取何种治疗对策。如经过数小时的非手术治疗和观察,患者病情趋于稳定,全身脓毒症表现减轻,腹部症状和体征开始缓解,则继续采用非手术疗法。一旦非手术治疗反应不佳,即使患者病情没有明显恶化或病情一度好转后再度加重,也应积极地进行胆管减压引流。早期有效地解除胆管梗阻、降低胆压是急性重症胆管炎治疗的基本着眼点和关键环节。长期实践证明,外科手术是最迅速、最确切的胆管减压方法。但急症手术也存在如下不足之处。

首先,患者处于严重感染中毒状态下,对手术和麻醉的耐受能力均较差,手术死亡率和并发症发生率较择期手术高。

其次,局部组织因急性炎症,有时合并凝血功能障碍甚至伴有肝硬化、门静脉高压,加上过去胆管手术所形成的瘢痕性粘连等,常给手术带来很大困难,少数极困难者亦有由于渗血不止或找不到胆管而被迫终止手术的情况。

最后,由于此症常发生在合并有复杂胆管病理改变的基础上,如广泛的肝内胆管结石或肝胆管狭窄,在全身和局部恶劣的条件下,不允许较详细地探查和处理肝内胆管和肝脏病变,常需再次手术解决。

近年来,非手术胆管减压术已成为急性重症胆管炎急症处理的方法之一,可对胆管起到一定的减压作用,使患者渡过急性期,经充分检查和准备后,行计划性择期手术,从而避免因紧急手术时可能遗留的病变而需二期手术处理。但是,各种非手术胆管减压方法的治疗价值是有限的,有其特定的适应证,并且存在一定的并发症,不能完全取代传统的手术引流。因此,外科医师应根据患者的具体病情、梗阻病因及可能的肝胆系统病变范围来选择有利的胆管减压方式和时机,并处理好全身治疗和局部治疗、手术治疗与非手术治疗的关系。

(二)全身治疗

全身治疗的目的是有效地控制感染,恢复内环境稳定,纠正全身急性生理紊乱,积极防治休克及维护重要器官的功能,为患者创造良好的手术时机,这既是急性重症胆管炎治疗的基本措施,也是胆管减压术围术期处理的重要内容。

1.一般处理措施

(1)全面检查,了解患者的主要脏器功能。

(2)改善患者的全身状态。

(3)禁食及胃肠减压;保持呼吸道通畅,给予患者吸氧;高热者采取物理降温,因应用药物降温常对肝脏不利,故应慎用;解痉止痛。

2.纠正全身急性生理紊乱

(1)补充血容量和纠正脱水应在动脉压、中心静脉压、尿量、血气、电解质、心肺功能等监测的基础上进行。

(2)纠正电解质紊乱和代谢性酸中毒。

(3)营养和代谢支持。急性重症胆管炎患者处于全身高代谢状态,同时由于肝脏首先受累而易于发生代谢危机。因此,当循环稳定后,应立即经胃肠外途径给予患者营养和代谢支持。

3.抗菌药物治疗的合理选择

抗菌药物是有效控制感染的重要环节之一。急性重症胆管炎的细菌大多来自肠道,最常见的是混合细菌感染。在选用药物时,应首先选用对细菌敏感的广谱抗菌药物,既要注意控制需氧菌,又要注意控制厌氧菌,同时强调要足量和联合用药,这既可扩大抗菌谱,增强抗菌效果,又可降低和延缓耐药性的产生。

4.防治休克

出现休克时,要严密监护,做好对中心静脉压的测定、监护和动态分析。留置导尿管,记录患者每小时的尿量和密度。防治休克主要包括以下几个方面。

(1)扩充血容量:维持每小时尿量在 30 mL 以上。

(2)纠正酸中毒:纠正酸中毒可以改善微循环,防止弥散性血管内凝血的发生和发展,并可使心肌收缩力加强,提高血管对血管活性药物的效应。

(3)血管活性药物的应用:血管活性药物包括扩血管药物和缩血管药物。无论应用何种血管活性药物,都必须补足有效血容量,纠正酸中毒,这对扩血管药物来讲尤为重要。除早期轻型休克或高排低阻型休克可单独应用缩血管药物外,晚期病例或低排高阻型休克宜应用扩血管药物,如山莨菪碱、阿托品、酚妥拉明等。也可将扩血管药物和缩血管药物联合应用,常用的药物为多巴胺或多巴酚丁胺与间羟胺联用,既可增加心排血量,又不增加外周血管阻力,并扩张肾动脉,以维护肾功能。缩血管药物单独应用时,以选用间羟胺或去氧肾上腺素为宜。

(4)糖皮质激素的应用:糖皮质激素能抑制脓毒症时活化的巨噬细胞合成、释放促炎性细胞因子,以及改善肝脏代谢,因而有助于控制急性重症胆管炎时肝内及全身炎症反应。其还能使血管扩张以改善微循环,增强对血管活性药物的反应,在一定程度上具有稳定细胞溶酶体膜的作用,减轻毒血症症状。强调早期、大剂量、短程使用,常用剂量为氢化可的松每天 200～400 mg 或地塞米松每天 10～20 mg,待休克纠正后即应停用。

(5)防治弥散性血管内凝血:可用复方丹参注射液 20～40 mL 加入 10% 的葡萄糖液 250 mL 中静脉滴注,每天 1～2 次。亦可用短程少量肝素治疗,剂量为 0.5～1.0 mg/kg,每 4～6 小时静脉滴注 1 次,使凝血时间(试管法)延长至正常的 2～3 倍。

(6)强心剂的应用:发生急性重症胆管炎时,患者多为低排高阻型休克,故宜早期使用毛花苷 C 0.4 mg 加入 5% 的葡萄糖溶液 40 mL 中静脉滴注,以增强心肌功能,使肺循环及体循环得以改善。如发生心功能衰竭,4～6 小时可重复 1 次。

5.积极支持各器官系统的功能和预防多器官功能衰竭

(1)注意肝脏功能变化:ACST 往往引起肝脏功能的严重损害,目前的监测方法尚不能及早发现肝功能衰竭,多在患者出现精神症状、肝性脑病后做出诊断,因此必须高度重视对肝脏功能的保护。

(2)防止肾衰竭:肾衰竭的临床判定指标虽然明确,多能及早发现,但肾脏不像肝脏那样具有较大的储备力,一旦发生衰竭,救治亦比较困难,因此应注意预防肾衰竭和对肾脏的监护。应在充分补足液体量的同时间断应用利尿剂,以利于排除毒性物质,"冲洗"沉积于肾小管内的胆栓。当少尿或无尿时,应给予大剂量呋塞米(400～500 mg/d)及酚妥拉明、普萘洛尔,也可用微量泵持续静脉泵入多巴胺。

(3)预防呼吸功能衰竭:呼吸功能衰竭早期在临床上也无简便易行的观察指标,一旦症状明显,肺功能障碍往往已处于不可逆状态,从而缺乏有效的治疗措施。必要时可用呼吸道持续加压呼吸(PEEP),以提高组织的氧供应。

(三)非手术胆管减压

胆管梗阻所致的胆管内高压是 ACST 炎性病变发展和病情加重的基本原因,不失时机的有效胆管减压是缓解病情和降低死亡率的关键。近年来,非手术性胆管减压术已用于 ACST 的治疗,并获得了一定的疗效。

1.内镜鼻胆管引流(ENBD)

ENBD 是通过纤维十二指肠镜,经十二指肠乳头向胆管内置入 7F 鼻胆管引流管,由十二指肠、胃、食管、鼻引出体外。此法具有快捷、简便、经济、创伤小、患者痛苦小、并发症少、恢复快、不用手术和麻醉等特点,是一种安全可靠的非手术引流减压方法。ENBD 可重复行胆管造影,具有诊断价值,能明确胆管梗阻的原因和程度;可抽取胆汁进行细菌培养,取出胆管蛔虫;对于泥沙样结石、胆泥或结石小碎片,可经鼻胆管冲洗引流。通过切开胆管口括约肌,可用气囊导管或取石篮将结石取出,如胆管内的结石太大,取出困难,可用特制的碎石篮先将结石夹碎再取出。部分病例单用此法可得到治愈,但这一积极措施只适用于部分胆管病变患者,如胆总管下端结石的病例,而在高位胆管阻塞时引流常难达到目的。对于胆总管多发结石(包括需机械碎石的大结石),在紧急情况下完全清除胆管病变、建立满意的胆管减压并非必要,并具有潜在的危险性。通过胆管口括约肌切开,还有利于引流胰液,降低胰管压力,减少胰腺炎的发生。影响其治疗效果的主要因素是鼻导管管径较细,易为黏稠脓性胆汁、色素性结石沉渣和胆泥所堵塞。

泥沙样胆结石患者不宜采用 ENBD。ENBD 最常见的并发症是咽部不适、咽炎及导管脱出。导管反复插入胰管也有感染扩散的风险,可诱发胰腺炎,甚至发生急性重症胰腺炎。ENBD前后应用生长抑素及直视下低压微量注射造影剂可降低胰腺炎的发生。

2.内镜下乳头切开术(EST)

EST是一项在ERCP的基础上发展而来的治疗性新技术,随着该项技术的不断改良,其安全性和成功率也在提高。乳头括约肌切开以后,胆管内的结石可以随即松动、排出,胆管内的高压脓性胆汁也可以向下引流,从而达到胆管减压的目的。

3.内镜胆管内支撑管引流

经纤维内镜置入胆管内支撑管引流不仅可以解除胆管梗阻,畅通胆汁引流,排出淤滞的胆汁,而且保证了胆肠的正常循环,是一种比较理想且符合生理功能的非手术引流方法。内支撑管分别由聚乙烯、聚四氟乙烯制成,现多采用一种有许多侧孔且两端各有侧瓣的直的内支撑管(5F～9F)。该法最常见的并发症是胆汁引流不通畅引起胆管炎。缺点是不能重复造影,支撑管堵塞时不能冲洗,只有在内镜下换管。

4.经皮经肝穿刺胆管引流(PTCD)

PTCD是在PTC的基础上,经X线透视引导将4F～6F导管置入阻塞胆管上方的适当位置,可获得令人满意的引流效果。PTCD既可以引流肝外胆管,也可以引流单侧梗阻的肝内胆管。本法适用于肝内胆管扩张者,特别适用于肝内阻塞型患者,具有操作方便、成功率高、疗效显著等特点,可常规作为ACST的初期治疗措施,为明确胆管病变的诊断及制订确定性治疗对策赢得时间。

PTCD内引流是使用导丝,通过梗阻部位进入梗阻下方,再将有多个侧孔的引流管沿导丝送入梗阻下方,使胆汁经梗阻部位进入十二指肠。若肝门部梗阻,需要在左、右肝管分别穿刺置管。PTCD本身固有的并发症包括出血、胆瘘、诱发加重胆管感染及脓毒症。进行完善的造影应在PTCD后数天,病情确已稳定后进行。当肝内结石致肝内胆管系统多处梗阻,或肝内不同区域呈分隔现象,以及色素性结石沉渣和胆泥易堵塞引流管时,引流出来的胆汁量常不能达到理想程度,因此应选择管径足够大的导管,在超声引导下有目的地做选择性肝内胆管穿刺。PTCD后每天以抗菌药物溶液常规在低压下冲洗导管和胆管1～2次。引流过程中,一旦发现PTCD引流不畅或引流后病情不能改善时,应争取中转手术。经皮肝穿刺后,高压脓性胆汁可经穿刺孔或导管脱落后的窦道发生胆管腹腔漏,形成局限性或弥漫性腹膜炎,还可在肝内形成胆管血管漏而导致脓毒败血症、胆管出血等并发症,故仍须谨慎选用,不能代替剖腹手术引流。老年患者及病情危重不能耐受手术者可作为首选对象。对于凝血机制严重障碍、有出血倾向或肝、肾功能接近衰竭者,应视为禁忌证。

以上几种非手术的胆管引流法各有其适应证。对于胆管结石已引起肝内胆管明显扩张者,一般以 PTCD 最为相宜。对嵌顿在壶腹部的胆石,可考虑做内镜括约肌切开。对壶腹部癌或胆管癌估计不可能根治者,可通过内镜做内引流术,作为一种姑息疗法。总之,胆石症患者一旦急性发作后引起急性胆管炎,宜在患者情况尚未恶化以前及时做手术治疗,切开胆管、取尽胆石并设法使胆管引流通畅,这是防止病变转化为 ACST 的关键措施。

(四)手术治疗

近年来,由于强有力的抗菌药物治疗和非手术胆管减压措施的应用,使需要急症手术处理的 ACST 病例有减少的趋势。然而,各种非手术措施并不能完全代替必要的手术处理,急症手术胆管减压仍是降低此病死亡率的基本措施。目前,摆在外科医师面前的是手术的适应证和时机的选择问题。因此,应密切观察患者的病情变化及对全身支持治疗和非手术胆管减压的反应,在各器官功能发生不可逆损害病变之前,不失时机地手术行胆管引流。

1.手术治疗的目的

手术治疗的目的是解除梗阻,去除病灶,胆管减压,通畅引流。

2.手术适应证

手术时机应掌握在夏洛特(Charcot)三联征至雷纳德(Reynold)五联征之间,如在已发生感染性休克或发生多器官功能衰竭时手术,往往为时过晚。恰当地掌握手术时机是提高疗效的关键,延误手术时机则是患者最主要的死亡因素。若出现下列情况时应及时手术。

(1)经积极非手术治疗,感染不易控制,病情无明显好转,黄疸加深,腹痛加剧、体温在 39 ℃以上,胆囊胀大并有持续压痛。

(2)患者出现精神症状或预示出现脓毒性休克。

(3)肝脓肿破裂、胆管穿孔引起弥漫性腹膜炎。对于年老体弱或有全身重要脏器疾病者,因代偿功能差,易引起脏器损害,一旦发生难以逆转,故应放宽适应证要求,尽早手术。

3.手术方法

手术方法主要根据患者的具体情况而定,其基本原则是以抢救生命为主,关键是行胆管减压,解除梗阻,通畅引流。手术方法应力求简单、快捷、有效,达到充分减压和引流的目的即可。有时为了避免再次手术而追求一次性彻底解决所有问题,在急症手术时做了过多的操作和过于复杂的手术,如术中胆管造影、胆囊切除、胆肠内引流术等,对患者创伤较大,手术时间延长,反而可加重病情。对于复杂的胆管病变,难以在急症情况下解决者,可留做二期手术处理。可分期、分阶段处理,以适应病情的需要,这也是正常、合理的治疗过程。应根据患者的具体情况,采用个体化的手术方法。

(1)急诊手术:急诊手术并非立即施行手术,在实施手术前,需要 4～8 小时的快速准备,以控制感染、稳定血压及微循环的灌注,保护重要器官,使患者更好地承受麻醉和手术,以免发生顽固性低血压及心搏骤停,更有利于手术后恢复。①胆总管切开减压、解除梗阻及 T 形管引流是最直接而有效的术式,可以清除结石和蛔虫,但必须探查肝内胆管有无梗阻,尽力去除肝胆管主干即 1～2 级分支的阻塞因素,以达到真正有效的减压目的。胆管狭窄所致梗阻常不允许在急症术中解除或附加更复杂的术式,但引流管必须置于狭窄以上的胆管内。遗漏肝内病灶是急诊手术时容易发生的错误,怎样在手术中快速和简便地了解胆系病变和梗阻是否完全解除应引起足够的重视。术中胆管造影时,高压注入造影剂会使有细菌感染的胆汁逆流进入血液循环而使感染扩散,因而不适宜于急诊手术时应用。术中 B 超受人员和设备的限制;术中纤维胆管镜检查快捷安全,图像清晰,熟练者 5～10 分钟即可全面观察了解肝内外胆管系统,有助于肝内外胆管取石及病灶活组织检查,值得推广。若病情允许,必要时可劈开少量肝组织,寻找扩大的胆管置管引流。失败者可在术中经肝穿刺近侧胆管并置管引流,也可考虑置入 U 形管引流。术后仍可用胆管镜经 T 形管窦道取出残留结石,以减少梗阻与感染的发生。②胆囊造瘘:胆囊管细而弯曲,还可有炎性狭窄或阻塞因素,故一般不宜以胆囊造瘘代替胆管引流,这在肝内胆管梗阻中更属禁忌。肝外胆管梗阻者若寻找胆管非常艰难,病情又不允许手术延续下去,亦可切开肿大的胆囊,证实其与胆管相通后行胆囊造瘘术。③胆囊切除术:胆管减压引流后可否同时切除胆囊,须慎重考虑。对一般的继发性急性胆囊炎,当胆管问题解决后,可恢复其形态及正常功能,故不应随意切除。严重急性胆囊炎症如坏疽、穿孔或合并明显的慢性病变时,可行胆囊切除术。有时也要根据当时的病情具体对待,如全身感染征象严重、休克或生命体征虽有好转但尚不稳定者,均不宜切除胆囊,以行胆囊造瘘更为恰当。④胆肠内引流术:对胆肠内引流术应慎重,我国患者肝内胆管结石、狭窄多见,在不了解肝内病变的情况下,即使术中病情允许,加做胆肠内引流术也带有相当大的盲目性,可因肝内梗阻存在而发生术后反复发作的反流性化脓性胆管炎,给患者带来更多的痛苦及危险。但是,对于部分无全身严重并发症,主要是由于胆管高压所致神经反射性休克的患者,在解除梗阻、大量脓性胆汁涌出后,病情可有明显好转,血压等重要生命体征趋于平稳。梗阻病变易于一次性彻底解决的年轻患者,可适当扩大手术范围,包括对高位胆管狭窄及梗阻的探查(如狭窄胆管切开整形和胆肠内引流术)。

胆肠内引流术除能彻底解除梗阻外,还有以下优点:①内引流术使胆汁中的胆盐、胆酸直接进入肠道,可迅速将肠道内细菌产生的内毒素灭活并分解成无毒的亚单位或微聚物,降低血中内毒素浓度,减轻内毒素对心、肺、肝、肾及全身免疫系统的损害,起到阻断病情发展的作用;②有益于营养物质的消化吸收:胆汁进入肠道有利于脂肪及脂溶性维生素的消化吸收,可改善患者的营养状况;③避免水、盐、电解质及蛋白质的丢失,有益于内环境稳定;④缩短住院时间;⑤避免再次手术。

(2)择期手术:ACST 患者的急性炎症消退后,为了去除胆管内结石及建立良好的胆汁引流通道,需要进行择期手术治疗。胆总管切开后取结石 T 形管引流是最常用的方法,术中运用纤维胆管镜有助于发现及取出结石。胆总管十二指肠侧侧吻合术是简单、快速和有效的胆肠内引流术式,但因术后容易产生反流性胆管炎和漏斗综合征等并发症,现已很少采用。③胆肠Roux-en-Y式吻合术有肝内胆管狭窄及结石存在时,可经肝膈面或脏面剖开狭窄胆管,取出肝内结石,胆管整形后与空肠做 Roux-en-Y 式吻合术。该手术被认为是较少引起胆内容物反流的可靠内引流手术方法。有人提出,将空肠襻的盲端置入皮下,术后如有复发结石或残留结石,可在局麻下切开皮肤,以空肠襻盲端为进路,用手指或胆管镜取石。间置空肠胆管十二指肠的吻合术既能预防反流性胆管炎和十二指肠溃疡,又能保证肠道的正常吸收功能,是目前较为理想的胆肠内引流方法。病变局限于一叶、一段肝脏或因长期胆管梗阻而导致局限性肝叶萎缩及纤维化者,可做病变肝叶切除术。

第三节　急性肠梗阻

急性肠梗阻是由于各种原因使肠内容物通过障碍而引起一系列病理生理变化的临床症候群。由于病因多种多样,临床表现复杂,病情发展迅速,使对其的诊断比较困难,处理不当可导致不良后果。中医学对肠梗阻也早有记载,如"关格""肠结""吐粪"等均指此病。近年来对该病的认识虽然有了提高,但绞窄性肠梗阻的死亡率仍高达10%以上,是死亡率较高的急腹症之一。

一、病因及分类

(一)病因分类

肠梗阻是由不同原因引起的,根据发病原因可将其分为三大类。

1.机械性肠梗阻

机械性肠梗阻其在临床中最为常见,是由于肠道的器质性病变形成机械性的压迫或堵塞肠腔而引起的肠梗阻。机械性肠梗阻的常见原因有肠粘连、肿瘤、嵌顿疝、肠套叠、肠扭转、炎症狭窄、肠内蛔虫团或粪块、先天性肠畸形(旋转不良、肠道闭锁)等。

2.动力性肠梗阻

动力性肠梗阻是由于神经抑制或毒素作用使肠蠕动发生暂时性紊乱,使肠腔内容物发生通过障碍。根据肠功能紊乱的特点,又有麻痹性肠梗阻和痉挛性之分。麻痹性肠梗阻是由于肠管失去蠕动功能以致肠内容物不能运行,常见于急性弥漫性腹膜炎、腹部创伤或腹部手术后,当这些原因去除后,肠麻痹仍持续存在即形成麻痹性肠梗阻。痉挛性肠梗阻是由于肠壁肌肉过度收缩所致,在急性肠炎、肠道功能紊乱或慢性铅中毒时可以见到。

3.血运性肠梗阻

血运性肠梗阻是由于肠系膜血管血栓形成而发生肠管血液循环障碍,患者肠腔内虽无梗阻,但肠蠕动消失,使肠内容物不能运行。

在临床上,以机械性肠梗阻最多见,麻痹性肠梗阻也有见及,而其他类型的肠梗阻少见。

(二)其他分类

(1)根据是否有肠管血运障碍,肠梗阻可以分为单纯性肠梗阻和绞窄性肠梗阻两种。发生肠梗阻的同时不合并有肠管血液循环障碍者称为单纯性肠梗阻,如肠腔堵塞、肠壁病变引起的狭窄或肠管压迫等一般无血运障碍,都属于单纯性肠梗阻。发生肠梗阻的同时合并有血液循环障碍者称为绞窄性肠梗阻,如嵌顿疝、肠套叠、肠扭转等随着病情发展,均可发生肠系膜血管受压,都属于绞窄性肠梗阻。在临床上,鉴别肠梗阻是单纯性还是绞窄性对治疗有重要意义,绞窄性肠梗阻如不及时解除,可以很快导致肠坏死、穿孔,以致发生严重的腹腔感染和中毒性休克,死亡率很高,但有时鉴别困难。粘连性肠梗阻可能是单纯性的,也可能是绞窄性的。

(2)根据肠梗阻的部位,可分为高位小肠梗阻、低位小肠梗阻和结肠梗阻。梗阻部位不同,临床表现也有不同之处。如果一段肠襻两端受压(如肠扭转),则称为闭襻性肠梗阻。结肠梗阻时,回盲瓣可以关闭防止逆流。也会形成闭襻性肠梗阻。发生这类肠梗阻时,肠腔往往高度膨胀,容易发生肠壁坏死和穿孔。

(3)根据肠梗阻的程度,可分为完全性肠梗阻和不完全性肠梗阻。

(4)根据梗阻发生的缓急,可分为急性肠梗阻与慢性肠梗阻。

肠梗阻的这些分类主要是为了便于对疾病的了解及治疗上的需要,而且肠梗阻处于不断变化的过程中,各类肠梗阻在一定条件下是可以相互转化的,如单纯性肠梗阻治疗不及时,可能发展为绞窄性肠梗阻;机械性肠梗阻发生梗阻以上的肠管由于过度扩张,到后来也可发展为麻痹性肠梗阻;慢性不完全性肠梗阻,也可由于炎症水肿加重而变为急性完全性肠梗阻。

二、病理生理

急性肠梗阻发生后,肠管局部和机体全身都将出现一系列复杂的病理生理变化,包括局部变化和全身变化。

(一)局部变化

局部变化主要是肠蠕动增加,肠腔膨胀、积气积液,肠壁充血水肿、通透性增加而引起变化。

1.肠蠕动增加

正常时肠蠕动由自主神经系统、肠管本身的肌电活动和多肽类激素的调节来控制。当发生肠梗阻时,各种刺激增加而使肠管活动增加,梗阻近端肠管蠕动的频率和强度均增加,这是机体企图克服障碍的一种抗病反应。高位肠梗阻时肠蠕动频率较快,每3~5分钟即可有1次;低位梗阻时间隔较长,可每10~15分钟1次。因此,在临床上患者可以出现阵发性腹痛、反射性呕吐、肠鸣音亢进,腹壁可见肠型等。如梗阻长时间不解除,肠蠕动又可逐渐变弱甚至消失,出现肠麻痹。

2.肠腔膨胀、积气积液

随着肠梗阻的进一步发展,在梗阻以上肠腔会出现大量积气积液,肠管也随之逐渐扩张,肠壁变薄;梗阻以下肠管则塌陷空虚。肠腔内的气体中,70%是咽下的空气,30%是血液弥散至肠腔内和肠腔内细菌发酵所产生的气体。这些气体大部分为氮气,很少能向血液内弥散,因而易引起肠腔膨胀。肠腔内的液体一部分是饮入的液体,大部分则是胃肠道的分泌液。肠腔膨胀及各种刺激会使分泌增加,但扩张、壁薄的肠管吸收功能有障碍,因而会使肠腔积液不断增加。

3.肠壁充血水肿、通透性增加

若肠梗阻再进一步发展,则出现肠壁毛细血管和小静脉的淤血、肠壁水肿、肠壁通透性增加、液体外渗,肠腔内液体可渗透至腹腔,血性渗液可进入肠腔。如肠腔内压力增高,使小动脉血流受阻,肠壁上可出现小出血点,严重者可出现点状坏死和穿孔。此时肠壁血运发生障碍,细菌和毒素可以透过肠壁渗至腹腔内,引起腹膜炎。

(二)全身变化

患者由于不能进食,呕吐,脱水,感染而引起体液、电解质和酸碱平衡失调,以致会发生中毒性休克等。

1.水和电解质缺失

大量体液丧失是急性肠梗阻引起的一个重要的病理生理变化。正常情况下,胃肠道每天分泌约 8 000 mL 液体,其中绝大部分在小肠吸收回到血液循环,仅约 500 mL 通过回盲瓣到达结肠。肠梗阻时回吸收障碍,同时液体自血液向肠腔继续渗出,于是消化液不断积聚于肠腔内,形成大量的第三间隙液,实际上等于丧失到体外。再加上梗阻时呕吐丢失液体,可以迅速导致血容量减少和血液浓缩。体液的丢失也伴随着大量电解质的丢失,高位肠梗阻时更为显著;低位肠梗阻时,积存在肠管内的胃肠液可达 5～10 L。这些胃肠液约与血浆等渗,所以在梗阻初期是等渗性脱水。胆汁、胰液及肠液均为碱性,含有大量的 HCO_3^-,加上组织灌注不良,酸性代谢产物增加,尿量减少,很容易引起酸中毒。胃液中钾离子的浓度约为血清钾离子的两倍,其他消化液中钾离子的浓度与血清钾离子浓度相等,因此肠梗阻时也丧失了大量钾离子,导致血钾浓度降低,引起肠壁肌张力减退,加重肠腔膨胀。

2.对呼吸和心脏功能的影响

由于肠梗阻时肠腔膨胀使腹压增高,横膈上升,腹式呼吸减弱,可影响肺泡内的气体交换。同时,可影响下腔静脉血液回流,使心排血量明显减少,出现呼吸、循环功能障碍,甚至加重休克。

3.感染和中毒性休克

梗阻以上的肠内容物可郁积、发酵、细菌繁殖并生成许多毒性产物,肠管极度膨胀,肠壁通透性增加,在肠管发生绞窄、失去活力时,细菌和毒素可透过肠壁到腹腔内引起感染,又经过腹膜吸收进入血液循环,产生严重的毒血症状甚至中毒性休克。这种感染性肠液在手术时如不经事先减压清除,梗阻解除后毒素可经肠道吸收,迅速引起中毒性休克。另外,由于肠梗阻时大量失水引起血容量减少,一旦发生感染和中毒,往往造成难复性休克,既有失液、失血,又有中毒因素导致的严重休克,可致脑、心、肺、肝、肾及肾上腺等重要脏器的损害,且休克难以纠正。

总之,肠梗阻的病理生理变化程度随着梗阻的性质和部位不同而有差别:高位肠梗阻容易引起脱水和电解质失衡,低位肠梗阻容易引起肠膨胀和中毒症状,绞窄性肠梗阻容易引起休克,结肠梗阻或闭襻性肠梗阻容易引起肠坏死、穿孔和腹膜炎。梗阻晚期,机体抗病能力明显低下,各种病理生理变化均可出现。

三、临床表现

(一)症状

由于肠梗阻发生的急缓、病因、部位高低以及肠腔堵塞的程度不同,因此会有不同的临床表现,但肠内容物不能顺利通过肠腔而出现腹痛、呕吐、腹胀和停止排便排气这四大症状是患者共同的临床表现。

1.腹痛

腹痛是肠梗阻最先出现的症状。腹痛多在腹中部脐周围,呈阵发性绞痛,伴有肠鸣音亢进,这种疼痛是由于梗阻以上部位的肠管强烈蠕动所致。腹痛呈间歇性发生,在每次肠蠕动开始时出现,由轻微疼痛逐渐加重,达到高峰后即行消失,间隔一段时间后再次发生。腹痛发作时,患者常可感觉有气体在肠内窜行,到达梗阻部位而不能通过时;疼痛最重,如有不完全性肠梗阻时,气体通过后则疼痛感立即减轻或消失。如腹痛的间歇期不断缩短,或疼痛呈持续性伴阵发性加剧且较剧烈时,则可能是由肠梗阻单纯性梗阻发展至绞窄性梗阻的表现。腹痛发作时,还可出现肠型或肠蠕动波,患者自觉似有包块移动,此时可听到肠鸣音亢进。当肠梗阻发展至晚期,梗阻部位以上肠管过度膨胀,收缩能力减弱,则阵痛的程度和频率都减低;当出现肠麻痹时,则不再出现阵发性绞痛,而呈持续性的胀痛。

2.呕吐

呕吐的程度和呕吐的性质与梗阻程度及部位有密切的关系。肠梗阻患者的早期呕吐是反射性的,呕吐物为食物或胃液。然后有一段静止期,再发呕吐时间视梗阻部位而定,高位肠梗阻呕吐出现较早而频繁,呕吐物为胃液、十二指肠液和胆汁,患者大量丢失消化液,短期内出现脱水、尿少、血液浓缩或代谢性酸中毒;低位肠梗阻呕吐出现较晚,多为肠内容物在梗阻以上部位郁积到相当程度后,肠管逆蠕动出现反流性呕吐,吐出物可为粪样液体或有粪臭味;如有绞窄性梗阻,则呕吐物为血性或棕褐色;结肠梗阻仅在晚期才出现呕吐;麻痹性肠梗阻的呕吐往往为溢出样呕吐。

3.腹胀

患者腹胀是肠腔内积液、积气所致,一般在梗阻发生一段时间后才出现,腹胀程度与梗阻部位有关。高位肠梗阻由于频繁呕吐,腹胀不显著;低位肠梗阻则腹胀较重,可呈全腹膨胀,或伴有肠型;闭襻性肠梗阻可以出现局部膨胀,叩诊鼓音;结肠梗阻(如回盲部关闭)可以显示腹部高度膨胀而且不对称。慢性肠梗阻时腹胀明显,肠型与蠕动波也较明显。

4.停止排便排气

患者有无大便和肛门排气与梗阻程度有关。在完全性梗阻发生后,排便排气即停止。少数患者因梗阻以下的肠管内尚有残存的粪便及气体,由于梗阻早期肠蠕动增加,这些粪便及气体仍可排出,但不能因此而否定肠梗阻的存在。在某些绞窄性肠梗阻伴有肠套叠、肠系膜血管栓塞时,患者可自肛门排出少量血性黏液或果酱样便。

(二)体征

1.全身情况

单纯性肠梗阻患者早期多无明显的全身变化,但随着梗阻后症状的出现,如呕吐、腹胀、丢失消化液等,可发生程度不等的脱水。若发生肠绞窄、坏死、穿孔,出现腹膜炎时,则可出现发热、畏寒等中毒表现。

患者一般表现为急性痛苦病容,神志清楚,当脱水或有休克时,可出现神志萎靡、淡漠、恍惚甚至昏迷。肠梗阻时,由于腹胀使膈肌上升,影响心肺功能,患者可出现呼吸受限、急促,有酸中毒时呼吸深而快。在梗阻晚期或绞窄性肠梗阻时,由于毒素吸收,体温可升高,伴有严重休克时体温反而下降。由于水和电解质均有丢失,多属等渗性脱水,患者可出现全身乏力,眼窝、两颊内陷,唇舌干燥,皮肤弹性减弱或消失。急性肠梗阻患者必须注意血压变化,可由于脱水、血容量不足或中毒性休克,而使血压下降。患者有脉快、面色苍白、出冷汗、四肢厥冷等外周循环衰竭的表现时,血压多有下降,表示有休克存在。

2.腹部体征

对肠梗阻患者的腹部体征可按视、触、叩、听的顺序进行检查。

腹部视诊时,急性肠梗阻的患者一般都有不同程度的腹部膨胀,高位肠梗阻多在上腹部,低位肠梗阻多在脐区,麻痹性肠梗阻呈全腹性膨隆。闭襻性肠梗阻时,可出现不对称性腹部膨隆。机械性梗阻时,常可见到肠型及蠕动波。

腹部触诊时,可了解腹肌紧张的程度、压痛范围和反跳痛等腹膜刺激征,应常规检查腹股沟及股三角,以免漏诊嵌顿疝。单纯性肠梗阻时腹部柔软,肠管膨胀可出现轻度压痛,但无其他腹膜刺激征。绞窄性肠梗阻时,可有固定性压痛和明显腹膜刺激征,有时可触及绞窄的肠襻或痛性包块。压痛明显的部位多为病变所在,痛性包块常为受绞窄的肠襻。回盲部肠套叠时,常可在右中上腹触及腊肠样平滑的包块;蛔虫性肠梗阻时可为柔软索状团块,有一定的移动度;乙状结肠梗阻扭转时包块常在左下腹或中下腹;癌肿性包块多较坚硬而疼痛较轻;腹外疝嵌顿多为圆形、突出于腹壁上的压痛性肿块。

腹部叩诊时,肠管胀气为鼓音,绞窄的肠襻因水肿、渗液为浊音。因肠管绞窄、腹腔内渗液,可出现移动性浊音,必要时可行腹腔穿刺检查;如有血性腹水则为肠绞窄的证据。

腹部听诊主要是了解肠鸣音的改变。机械性肠梗阻发生后,腹痛发作时会有肠鸣音亢进;随着肠腔积液的增加,可出现气过水声;肠管高度膨胀时可听到高调金属音。麻痹性肠梗阻或机械性肠梗阻的晚期,肠鸣音可减弱或消失。正常肠鸣音一般为3～5次/分,5次/分以上为肠鸣音亢进,少于3次/分为肠鸣音减弱,3分钟内听不到为肠鸣音消失。

(三)实验室检查

单纯性肠梗阻早期各种化验检查结果变化不明显。梗阻晚期或有绞窄时,由于失水和血液浓缩,化验检查可为判断病情及疗效提供参考。

(1)血常规:血红蛋白、血细胞比容可因脱水和血液浓缩而升高,与失液量成正比。尿比重升高,多在1.025～1.030。白细胞计数对鉴别肠梗阻的性质有一定意义,如单纯性肠梗阻白细胞计数正常或轻度增高,绞窄性肠梗阻白细胞计数可达$(15～20)×10^9/L$,中性粒细胞亦增加。

(2)血 pH 及二氧化碳结合力下降,说明有代谢性酸中毒。

(3)血清 Na^+、K^+、Cl^- 等离子在肠梗阻早期无明显变化,但随着梗阻的发展及自身代谢调节作用,内生水和细胞内液进入循环而稀释,使 Na^+、Cl^- 等逐渐下降。在无尿或酸中毒时,血清 K^+ 可稍升高,随着尿量的增加和酸中毒的纠正而大量排 K^+,血清 K^+ 可突然下降。

（四）X线检查

X线是急性肠梗阻常用的检查方法，常能对明确梗阻是否存在、梗阻的位置、梗阻的性质及梗阻的病因提供依据。

1.腹部平片检查

肠管的气液平面是肠梗阻特有的X线片表现。摄片时，最好取直立位，如体弱不能直立时可取侧卧位。在梗阻发生6小时后，由于梗阻近端肠腔内积存大量气体和液体，导致肠管扩张，小肠扩张在3 cm以上，结肠扩张在6 cm以上，黏膜皱襞展平消失，小肠皱襞呈环形伸向腔内，呈"鱼骨刺"样的环形皱襞多见于空肠梗阻，而回肠梗阻时黏膜皱襞较平滑。至晚期时，小肠肠襻内有多个液平面出现，呈典型的阶梯状。

国外有学者将梗阻的小肠分布位置分为五组：第一组为空肠上段，位于左上腹；第二组为空肠下段，在左下腹；第三组为回肠上段，在脐周围；第四组为回肠中段，在右上腹；第五组为回肠下段，在右下腹。这样可以判断梗阻在小肠的上段、中段还是下段。结肠梗阻与小肠梗阻不同，因梗阻结肠近端肠腔内充气扩张，回盲瓣闭合良好时形成闭襻性梗阻，使结肠扩张十分显著，尤以壁薄的右半结肠为著，盲肠扩张可超过9 cm。结肠梗阻时的液平面多见于升结肠、降结肠或横结肠的凹下部分。由于结肠内有粪块堆积，液平面可呈糊状。如结肠梗阻时回盲瓣功能丧失，小肠内也可出现气液平面，此时应注意鉴别。

2.肠梗阻的造影检查

考虑有结肠梗阻时，可做钡剂灌肠检查。检查前应清空肠道，以免残留粪块造成误诊。肠套叠、乙状结肠扭转和结肠癌等可明确梗阻部位、程度及性质。多数病例为肠腔内充盈缺损及狭窄。在回肠/结肠或结肠套叠时，可见套入的肠管头部呈新月形或杯口状阴影。乙状结肠扭转时，钡柱之前端呈圆锥形或鹰嘴状狭窄影像。另外，钡剂或空气灌肠亦有治疗作用：早期轻度盲肠或乙状结肠扭转，特别是肠套叠时，在钡剂（或空气）灌肠的压力下，就可将扭转或套叠复位，达到治疗的目的。

肠梗阻时由于肠道梗阻，通过时间长，可能加重病情或延误治疗，故多不宜应用钡餐检查。而水溶性碘油造影则视梗阻部位而定，特别是高位梗阻时，可以了解梗阻的原因及部位。

（五）B超检查

B超检查有助于了解肠管积液扩张的情况，判断梗阻的性质和部位，观察腹水及了解梗阻原因。肠梗阻患者 B 超常见梗阻部位以上的肠管有不同程度的扩张,管径增宽,肠腔内有形态不定的强回声光团和无回声的液性暗区,如为实质性病变则显示更好。在肠套叠时,B 超横切面可见"靶环"状的同心圆回声,纵切面可显示套入肠管的长度,蛔虫团引起的肠梗阻可见局部平行旋涡状光带回声区。如肠管扩张明显,有大量腹水,肠蠕动丧失,可能是发生了绞窄性肠梗阻或肠坏死。

四、诊断与鉴别诊断

急性肠梗阻的诊断首先需要确定是否有肠梗阻存在,还必须对肠梗阻的程度、性质、部位及原因作出较准确的判断。

(一)肠梗阻是否存在

典型的肠梗阻具有阵发性腹部绞痛、呕吐、腹胀、停止排气排便四大症状,以及肠型、肠鸣音亢进等表现,诊断一般并不困难。但对于不典型病例、早期病例及不完全性肠梗阻,诊断时有一定的难度,可借助X线检查进行确诊。一时难以确诊者,可一边治疗一边观察,以免延误治疗。诊断时应特别注意与急性胰腺炎、胆绞痛、泌尿系统结石、卵巢囊肿扭转等相鉴别,应做相关疾病的有关检查,以排除这些疾病。

(二)肠梗阻的类型

要鉴别患者是机械性肠梗阻还是动力性肠梗阻(尤其是麻痹性肠梗阻)。机械性肠梗阻往往有肠管器质性病变,如粘连、压迫或肠腔狭窄等,晚期虽可出现肠麻痹,但 X 线平片检查有助于鉴别。动力性肠梗阻常继发于其他原因,如腹腔感染、腹部外伤、腹膜后血肿、脊髓损伤或有精神障碍等。麻痹性肠梗阻虽有腹部膨胀,但肠型不明显,无绞痛、肠鸣音减弱或消失,这些都与机械性肠梗阻的表现不同。

(三)肠梗阻的性质

要鉴别是单纯性肠梗阻还是绞窄性肠梗阻。在急性肠梗阻的诊断中,这两者的鉴别极为重要,因为绞窄性肠梗阻的肠壁有血运障碍,随时有肠坏死和腹膜炎、中毒性休克的可能,不及时治疗可危及生命。但两者的鉴别有时有一定困难,有以下表现时应考虑有绞窄性肠梗阻的可能:①腹痛剧烈,阵发性绞痛转为持续性痛,伴阵发性加重;②呕吐出现较早且频繁,呕吐物呈血性或咖啡样;③腹胀不对称,有局部隆起或有孤立胀大的肠襻;④出现腹膜刺激征,或有固定局部压痛和反跳痛,肠鸣音减弱或消失;⑤腹腔有积液,腹穿为血性液体;⑥肛门排出血性液体或肛指检发现血性黏液;⑦全身变化出现早,如体温升高、脉率增快、白细胞计数升高,很快出现休克;⑧X线腹部平片显示有孤立胀大的肠襻,位置固定不变;⑨B超提示肠管扩张显著,有大量腹水。

单纯性肠梗阻与绞窄性肠梗阻的预后不同,有人主张在两者不能鉴别时,在积极准备下以手术探查为妥,不能到绞窄症状很明显时才行手术探查,以免影响预后。

(四)肠梗阻的部位

应鉴别是高位肠梗阻、低位肠梗阻还是结肠梗阻。由于梗阻部位不同,临床表现也有所差异:高位肠梗阻呕吐早而频,腹胀不明显;低位肠梗阻呕吐出现晚而次数少,呕吐物呈粪样,腹胀显著;结肠梗阻时,由于回盲瓣的作用,阻止了逆流,以致结肠高度膨胀形成闭襻性梗阻,其特点是进行性结肠胀气,可导致盲肠坏死和破裂,而腹痛较轻,呕吐较少,腹胀不对称,必要时可以钡剂灌肠明确诊断。

(五)梗阻的程度

应鉴别是完全性肠梗阻还是不完全性肠梗阻。完全性肠梗阻发病急,呕吐频,停止排便排气,X线腹部平片显示小肠内有气液平面,呈阶梯状,结肠内无充气;不完全性肠梗阻发病缓,病情较长,腹痛轻,间歇较长,可无呕吐或偶有呕吐,有少量排便排气,常在腹痛过后排少量稀便,腹部平片示结肠内少量充气。

(六)肠梗阻的病因

对肠梗阻的病因要结合年龄、病史、体检及X线检查等综合分析,尽可能作出病因诊断,以便进行正确的治疗。

1.年龄因素

新生儿肠梗阻以肠道先天性畸形为多见,1岁以内小儿以肠套叠最为常见,1~2岁的小儿嵌顿性腹股沟斜疝的发生率较高,3岁以上的儿童应注意蛔虫团引起的肠梗阻,青壮年以肠扭转、肠粘连、绞窄性腹外疝较多见,老年人则以肿瘤、乙状结肠扭转、粪便堵塞等为多见。

2.病史

如有腹部手术史、外伤史或腹腔炎症疾病史,多为肠粘连或粘连带压迫所造成的肠梗阻;如患者有结核病史或有结核病灶存在,应考虑有肠结核或腹腔结核引起的肠梗阻;如有长期慢性腹泻、腹痛,应考虑有节段性肠炎合并肠狭窄;饱餐后剧烈活动或劳动者考虑有肠扭转；如有心血管疾病，突然发生绞窄性肠梗阻，应考虑肠系膜血管病变的可能。

3.根据检查结果确定病因

对肠梗阻患者除了腹部检查外，还一定要注意腹股沟部的检查，除外腹股沟斜疝、股疝嵌顿引起的梗阻，直肠指诊时还应注意有无粪便堵塞及肿瘤等，指套上有果酱样大便时应考虑肠套叠。腹部触及肿块多考虑为肿瘤性梗阻。大多数肠梗阻的原因比较明确，少数病例一时找不到梗阻的原因，需要在治疗过程中反复检查，再结合X线表现，或者在剖腹探查中才能明确。

五、治疗

肠梗阻的治疗方法要根据病因、性质、部位、程度和患者的全身性情况来决定，具体方法包括非手术治疗和手术治疗。不论是否采取手术治疗，总的治疗原则是纠正肠梗阻引起的全身生理紊乱，纠正水、电解质及酸碱平衡紊乱，去除造成肠梗阻的原因。

（一）非手术治疗

非手术治疗措施适用于每一位肠梗阻患者，部分单纯性肠梗阻患者经非手术疗法后症状可完全解除，麻痹性肠梗阻主要采用非手术疗法。对于需要手术的患者，这些措施为手术治疗创造条件也是必不可少的。

1.禁食、胃肠减压

禁食、胃肠减压是治疗肠梗阻的重要措施之一。肠梗阻患者应尽早给予胃肠减压，有效的胃肠减压可减轻腹胀，改善肠管的血运，有利于肠道功能的恢复。腹胀减轻还有助于改善呼吸和循环功能。胃肠减压的方法是经鼻将减压管放入胃或肠内，然后利用胃肠减压器的吸引或虹吸作用将胃肠中的气体和液体抽出。由于禁饮食，患者下咽的空气经过有效的减压，可使扭曲的肠襻得以复位，缓解肠梗阻。减压管有较短的单腔管（Levin 管），可以放入胃或十二指肠内，这种减压管使用简便，对预防腹胀和高位小肠梗阻效果较好；另一种为较长的单腔或双腔管（Miller-Abbot 管），管的头端附有薄囊，待通过幽门后，向囊内注入空气，利用肠蠕动，可将管带至小肠内的梗阻部位，对低位小肠梗阻可能达到更有效的减压效果。其缺点是插管通过幽门比较困难，有时需在透视下确定管的位置，比较费时。

2.纠正水、电解质和酸碱平衡紊乱

失水和电解质酸碱平衡紊乱是肠梗阻的主要生理改变，必须及时给予纠正。

补给的液体应根据患者的病史、临床表现及必要的化验结果来决定,掌握好"缺什么,补什么;缺多少,补多少"和"边治疗、边观察、边调整"的原则。

(1)补充血容量:患者由于大量体液丢失,可引起血容量不足甚至休克。应快速按"先快后慢"的原则来补充液体。失水的同时伴有大量电解质的丢失,也应按"先盐后糖"(先补充足够的等渗盐水,然后再补充葡萄糖溶液)的原则来补给,绞窄性肠梗阻患者有大量血浆和血液的丢失,还需补充血浆或全血。一般按下列方法来决定补液量。

当天补液量＝当天正常需要量＋当天额外丧失量＋既往丧失量的一半

当天正常需要量:成人每天为 2 000～2 500 mL,其中等渗盐水 500 mL,其余为 5％或 10％的葡萄糖液。

当天额外丧失量:当天因呕吐、胃肠减压等所丧失的液体。胃肠液一般按等渗盐水：糖为2：1的比例补给。

既往丧失量:发病以来,患者因呕吐、禁食等所欠缺的液体量,可按临床症状来估计。

在补液过程中,必须注意血压、脉搏、静脉充盈程度、皮肤弹性及尿量和尿比重的变化,必要时监测中心静脉压(CVP)的变化,在 CVP 不超过 1.2 kPa (12 cmH$_2$O)时可以认为是安全的。

肠梗阻时一般都有缺钾,待尿量充分时可适量补充钾盐。

(2)纠正酸中毒:肠梗阻患者大多伴有代谢性酸中毒,表现为无力、嗜睡、呼吸深快,血液 pH、HCO$_3^-$、BE 均降低。估计补充碱量的常用计算方法如下。

补充碱量(mmol)＝(正常 CO$_2$CP－测得患者的 CO$_2$CP)mmol×患者体重(kg)

1 g NaHCO$_3$ 含 HCO$_3^-$ 12 mmol。1 g 乳酸钠含 HCO$_3^-$ 9 mmol。

补碱时,可先快速给予 1/2 的计算量,以后再作血气分析,根据结果及患者的呼吸变化情况决定是否继续补充。

3.抗生素的应用

应用抗生素可以减少细菌性感染,抑制肠道细菌,减少肠腔内毒素的产生和吸收,减少肺部感染等。一般单纯性肠梗阻不需应用抗生素,但对绞窄性肠梗阻或腹腔感染者,需应用抗生素以控制感染。选择抗生素应针对肠道细菌,以广谱抗生素及对厌氧菌有效的抗生素为好。

(二)手术治疗

手术是急性肠梗阻的重要治疗方法,大多数急性肠梗阻需要手术解除。手术治疗的原则是争取在较短的时间内以简单可靠的方法解除梗阻,恢复肠道的正常功能。手术方式大致有四种：①解决引起梗阻的原因；②肠切除肠吻合术；③短路手术；④肠造瘘或肠外置术。肠梗阻的手术方式应根据梗阻的性质、原因、部位及患者的具体情况决定，各种术式有其不同的适应证和要求，选择得当则可获得最佳的临床效果。

1.肠切除术

由于某种原因使一段肠管失去生理功能或存活能力，如绞窄性肠坏死、肠肿瘤、粘连性团块、先天性肠畸形（狭窄、闭锁）时，需要行肠切除术，切除范围要视病变范围而定。

在绞窄性肠梗阻行肠切除术时，要根据肠襻的血运情况而决定肠切除部分，合理判断肠壁生机是否良好，这是正确处理绞窄性肠梗阻的基础。如将可以恢复生机的肠襻行不必要的切除，或将已丧失活力的肠襻纳回腹腔，均会给患者带来损害，甚至危及生命。首先应正确鉴定肠壁生机，在肠襻的绞窄已经解除后，用温热的盐水纱布包敷5～10分钟，或在肠系膜根部用0.5%的普鲁卡因行封闭注射，以解除其可能存在的血管痉挛现象。如仍有下列现象存在，可作为判断肠管坏死的依据：①肠管颜色仍为暗紫色或发黑无好转。②肠管失去蠕动能力，用血管钳等稍加挤压刺激仍无收缩反应者。③肠管终末动脉搏动消失。

根据这些特点，若受累肠襻不长，应将肠及其内容物立即予以切除并行肠吻合术。但有时虽经上述处理，仔细观察时，肠管生机界限难以判断且受累肠襻长度较长时，应延长观察时间，可用布带穿过系膜并将肠管放回腹腔，维持观察半小时、1小时乃至更长时间，同时维持血容量及正常血压，充分供氧，对可疑肠襻是否坏死失去生机做出肯定的判断，再进行适当处理。如患者情况极为严重，血压不易维持，可将坏死及可疑失去生机的肠襻做肠外置术，如之后肠管的色泽转佳，生机已恢复，或坏死分界更加明确后，再做适当的肠切除吻合术。

肠切除术大致可分三步：①处理肠系膜，在预定切除肠曲的相应肠系膜上做扇形切口，切断并结扎系膜血管，注意不要损伤切除区邻近肠管的供应血管，肠管在切除线以外清除其系膜约1 cm，确保系膜缘做浆肌层缝合。②切除肠曲的两端各置有齿钳两把，可适当斜行钳夹，保证对系膜缘有较好的血供，并可加大吻合口。离两侧钳夹约5 cm处，各放置套有橡胶管的肠钳一把，以阻断两侧肠内容物，切除病变肠段，吸去两端间的肠内容物，肠壁止血。③将两断端靠拢，用1号丝线做间断全层的内翻吻合，然后在前后壁做间断浆肌层缝合，缝闭肠系膜缺口，以防内疝。

2.肠短路术

肠短路术又称"肠捷径手术",适用于急性炎症期的粘连、充血水肿严重、组织脆弱易撕裂、不能切除的粘连性肿块或肿瘤晚期不能切除等情况,仅为解除梗阻的一种姑息性手术。其方法是在梗阻部位上下方无明显炎症、肠壁柔软的肠管间行短路吻合。肠短路术有两种方式:一种是侧侧式,即在梗阻部位近、远端的肠管间做侧侧吻合;另一种是端侧式,即先将梗阻近侧胀大的肠襻切除,远切端予以缝合关闭,近侧端与梗阻远端萎陷的肠襻做端侧吻合。两种术式的优劣各异,可根据病变的情况决定。如患者情况较差,手术以解除梗阻为主而病变不能再切除者,或是完全性梗阻者,则以简单有效的侧侧吻合术为宜,以免在端侧吻合后梗阻近端的肠襻盲端有胀破的可能。如需做二期手术,且属于能根除梗阻病变者,作为二期病灶切除术前的准备手术,可行端侧式吻合。

3.肠造瘘术

肠造瘘术包括小肠造瘘及结肠造瘘,主要用于危重患者。由于此类患者周身状况危急,不能耐受更大的手术操作,此时肠造瘘术不失为一种有效地解除肠梗阻的外科疗法。但在小肠梗阻时,因术后营养、水及电解质平衡都不易维持,造瘘口周围皮肤护理也甚麻烦,因此应竭力避免小肠造瘘术。对不能切除的结肠肿瘤或直肠肿瘤所致梗阻,或肿瘤虽能切除但因肠道准备不足、患者情况较差等,宜行结肠造瘘术或永久性人工肛门手术。

肠造瘘术分为三种:①断端造瘘,如为绞窄性肠梗阻或肠管已坏死,则须将坏死肠段切除,近端肠管从侧腹壁造瘘口处拖出并缝合固定,远端缝闭,待病情许可时再行二期手术。②双口造瘘:将梗阻上方的肠管提出行双口造瘘,主要适用于结肠梗阻或粘连性梗阻,此类患者的肠管虽无坏死但无法分离,造瘘的目的为单纯减压。③插管造瘘:单纯插管造瘘解除肠梗阻的效果不理想,只有在坏死肠管切除后行一期吻合,预防术后发生吻合口瘘时,可在吻合口上端的肠管内插入减压管,并包埋固定在侧腹壁的腹膜上,戳孔引出,术后减压,避免吻合口瘘的发生。小肠高位插管造瘘又可作为供给肠内营养的备用通道。

4.其他手术

(1)肠粘连松解术及肠管折叠或肠排列术:用于松解肠粘连,重新排列肠管。

(2)肠套叠复位术:用于使套叠的肠管退出并恢复原位。手术要求尽量在腹腔内操作,术者用手挤压套入部远端,轻柔地将套入部挤出。待完全复位后,仔细观察肠壁血运及蠕动情况,确认有无坏死表现。如为回肠/结肠套叠,可将末端回肠与升结肠内侧壁稍予固定,以免再发生套叠。

（3）肠扭转复位术：将扭转的肠管复位后，恢复原来的功能位置。复位前应注意肠管血运情况及肠腔内容物的多少，当肠腔内积存大量液体和气体时，应先行减压后再复位，以免突然复位而使大量毒素吸收导致中毒性休克。

（4）肠减压术：如果术中见肠管极度扩张致手术有困难时，可先行肠管减压，常用减压方法有以下几种。①穿刺减压：用一粗针头接上吸引装置，直刺入膨胀的肠管，尽可能吸出肠内气体和液体，拔针后缝合针眼。因针头易堵塞，容易导致减压效果不满意。②橡皮管减压：在肠壁上做一小切口，置入橡皮管或导尿管，还可接上三通管，管周固定后进行吸引减压，可用生理盐水灌洗肠腔，减少中毒机会。③切开减压：对较游离的肠管可提至切口外，保护好周围后可直接切开肠管进行减压，这种方法减压效果好，但易污染腹腔。

总之，肠梗阻的手术治疗应视患者梗阻情况而定。单纯性肠梗阻可采用解除引起梗阻机制的手术，如粘连松解术、肠切开取出堵塞异物术等；如肠管的病变为肿瘤、炎症，可行肠切除、肠吻合术，狭窄病变不能切除时可做肠短路术；绞窄性肠梗阻应尽快采取解除梗阻机制的手术，如肠套叠或肠扭转复位术，肠管坏死应行肠切除吻合术等；结肠梗阻时，由于回盲瓣的关闭作用形成闭襻型肠梗阻，结肠血供也不如小肠丰富，单纯性肠梗阻也容易发生局部坏死和穿孔，应早期进行手术治疗。如患者全身情况差，腹胀严重，梗阻位于左半结肠时，可先以横结肠造瘘，待情况好转再行肠切除吻合术；如肠管坏死，应将坏死肠段切除做肠造瘘术，待全身情况好转后行二期手术。由于结肠梗阻时出现的问题较多，因此手术治疗时需审慎处理。

急性肠梗阻的预后与梗阻的病因、性质、诊治的早晚、术前术后的处理及手术选择是否得当有关，多数良性梗阻效果较好，但单纯性肠梗阻的死亡率仍在3%左右，绞窄性肠梗阻的死亡率在8%左右，如诊治过晚死亡率可达25%以上。死亡多见于老年患者，主要原因是难复性休克、腹膜炎、肺部并发症、肠道术后并发症及全身衰竭等，因此应及时诊断、恰当地处埋，以减少死亡率。

急性肠梗阻的预防在某些类型的肠梗阻中是可能的。如术后粘连性肠梗阻，在进行腹部手术时操作要轻柔，尽量减少脏器浆膜和腹膜的损伤，防止或减少术中胃肠道内容物对腹腔的污染，术后尽早恢复胃肠道蠕动功能，这对预防粘连性肠梗阻有积极作用。有报告称，近年来在腹部手术后，腹腔内置入透明质酸酶可有效减少肠粘连的发生。积极防治肠蛔虫病是预防蛔虫团堵塞性肠梗阻的有效措施。避免饱食后进行强体力劳动或奔跑，可减少肠扭转的发生。应积极治疗腹腔内炎症及结核等病变，避免发展成粘连或狭窄。如患者存在发生肠梗阻的因素，应嘱患者注意饮食，以防止或减少肠梗阻的发生。

第四节　急性腹膜炎

急性腹膜炎是常见的外科急腹症,其病理基础是腹膜壁层和/或脏层因各种原因受到刺激或损害发生急性炎性反应,多由细菌感染,化学刺激或物理损伤所引起。大多数为继发性腹膜炎,源于腹腔的脏器感染,坏死穿孔、外伤等。其典型临床表现为腹膜炎三联征——腹部压痛、腹肌紧张和反跳痛,以及腹痛、恶心、呕吐、发热、白细胞计数升高等,严重时可致血压下降和全身中毒性反应,如未能及时治疗可死于中毒性休克。部分患者可并发盆腔脓肿、肠间脓肿和膈下脓肿、髂窝脓肿及粘连性肠梗阻等并发症。

一、病因及分类

(一)病因

1.原发性腹膜炎

原发性腹膜炎是指腹腔内并无明显的原发感染病灶,病原体经血行、淋巴或经肠壁、女性生殖系统进入腹腔而引起的腹膜炎,较继发性腹膜炎少见。

(1)常发病的患者:①婴儿和儿童。②患肾病综合征的儿童。③肝硬化腹水患者。④免疫功能抑制的患者,如肾移植或用皮质类固醇治疗的血液病患者。⑤全身性红斑狼疮患者。

(2)致病因素:儿童期原发性腹膜炎的主要致病菌是肺炎球菌和链球菌,可能经呼吸道或泌尿道侵入,经血行播散到达腹膜腔;在成人则多为肠道的内源性细菌所致,经女性生殖道上行性感染的细菌种类较多。

2.继发性脓性腹膜炎

(1)腹内脏器穿孔以急性阑尾炎穿孔最为常见,其次是胃、十二指肠溃疡穿孔,其他还有胃癌、结肠癌穿孔、胆囊穿孔、炎症性肠病和伤寒溃疡穿孔等。

(2)肠道和腹内脏器炎症:如阑尾炎、憩室炎、坏死性肠炎、克罗恩病、胆囊炎、胰腺炎和女性生殖器官的化脓性炎症等。

(3)腹部钝性或穿透性损伤致腹内脏器破裂或穿孔。

(4)手术后腹腔污染或吻合瘘。

(5)机械性绞窄性肠梗阻和血运性肠梗阻:如肠扭转、肠套叠、闭襻性肠梗阻、肠坏死、肠系膜血管栓塞或血栓形成等。

(6)医源性损伤:如结肠镜检查时结肠穿孔、肝活检或经皮肝穿刺、胆管造影的胆管瘘、腹腔穿刺后小肠损伤等。

(二)分类

将腹膜炎分为不同类型,主要是为了治疗上的需要。然而这些类型在一定条件下是可以互相转化的,如溃疡穿孔早期为化学性腹膜炎,经过 6～12 小时可转变成为细菌性化脓性腹膜炎;弥漫性腹膜炎可发展为局限性腹膜炎。相反,局限性腹膜炎也可发展为弥漫性腹膜炎。

1.根据腹膜炎的发病机制分类

(1)原发性腹膜炎:临床上较少见,是指腹腔内无原发病灶,病原菌是经由血液循环、淋巴途径或女性生殖系统等而感染腹腔所引起的腹膜炎。

(2)继发性腹膜炎:临床上最常见的急性腹膜炎,继发于腹腔内的脏器穿孔,脏器的损伤破裂,炎症和手术污染。常见病因有阑尾炎穿孔,胃及十二指肠溃疡急性穿孔,急性胆囊炎透壁性感染或穿孔,伤寒肠穿孔,以及急性胰腺炎,女性生殖器官化脓性炎症或产后感染等含有细菌的渗出液进入腹腔引起的腹膜炎。

2.根据病变范围分类

(1)局限性腹膜炎:腹膜炎局限于病灶区域或腹腔的某一部分,如炎症由于大网膜和肠曲的包裹形成局部脓肿,如阑尾周围脓肿,膈下脓肿,盆腔脓肿等。

(2)弥漫性腹膜炎:炎症范围广泛而无明显界限,临床症状较重,若治疗不及时可造成严重后果。

3.根据炎症性质分类

(1)化学性腹膜炎:是由胃酸、十二指肠液、胆盐、胆酸、胰液的强烈刺激而致化学性腹膜炎,见于溃疡穿孔、急性出血坏死性胰腺炎等,此时腹腔渗液中无细菌繁殖。

(2)细菌性腹膜炎:由细菌及其产生的毒素刺激引起的腹膜炎。如空腔脏器穿孔 8 小时后多菌种的细菌繁殖化脓,产生毒素。

二、病理生理

(1)腹膜受细菌侵犯或消化液(胃液、肠液、胆汁、胰液)刺激后,腹膜充血,由肥大细胞释放组胺和其他渗透因子,使血管通透性增加,渗出富于中性粒细胞、补体、调理素和蛋白质的液体。细菌和补体及调理素结合后就被吞噬细胞在局部吞噬,或进入区域淋巴管。间皮细胞受损伤可释放凝血活酶,使纤维蛋白原变成纤维素。纤维素在炎症病灶的周围沉积,使病灶与游离腹腔隔开,阻碍细菌和毒素的吸收。如果感染程度轻,机体抵抗力强,治疗及时,腹膜炎可以局限化,甚至完全吸收消退。反之,局限性腹膜炎亦可发展成为弥漫性腹膜炎。由于大量中性粒细胞的死亡、组织坏死、细菌和纤维蛋白凝固,渗出液逐渐由清变浊,呈脓性。大肠杆菌感染的脓液呈黄绿色,稍稠,如合并厌氧菌混合感染,脓液有粪臭味。

(2)肠道浸泡在脓液中,可发生肠麻痹。肠管内积聚大量空气和液体,使肠腔扩张。肠腔内积液、腹腔内大量炎性渗液、腹膜和肠壁以及肠系膜水肿,使水、电解质和蛋白质丢失在第三间隙,细胞外液锐减,加上细菌和毒素吸入血,导致低血容量和感染中毒性休克,引起内分泌、肾、肺、心、脑代谢等一系列改变。常发生代谢性酸中毒、急性肾衰竭和成人呼吸窘迫综合征,最终导致不可逆性休克和患者死亡。

三、临床表现

(一)症状

急性腹膜炎的主要临床表现,早期为腹膜刺激症状如(腹痛、压痛、腹肌紧张和反跳痛等)。后期由于感染和毒素吸收,主要表现为全身感染中毒症状。

1.腹痛

腹痛是腹膜炎最主要的症状。疼痛的程度随炎症的程度而异,但一般都很剧烈,不能忍受,且呈持续性。深呼吸、咳嗽,转动身体时都可加剧疼痛,故患者不易变动体位。疼痛多自原发灶开始,炎症扩散后蔓延及全腹,但仍以原发病变部位较为显著。

2.恶心、呕吐

此为早期出现的常见症状。开始时因腹膜受刺激引起反射性的恶心、呕吐,呕吐物为胃内容物。后期出现麻痹性肠梗阻时,呕吐物转为黄绿色的含胆汁液,甚至为棕褐色粪样肠内容物。由于呕吐频繁可出现严重脱水和电解质紊乱。

3.发热

突然发病的腹膜炎,开始时体温可以正常,之后逐渐升高。老年衰弱的患者,体温不一定随病情加重而升高。脉搏通常随体温的升高而加快。如果脉搏增快而体温下降,多为病情恶化的征象,必须及早采取有效措施。

4.感染中毒

当腹膜炎进入严重阶段时,常出现高热、大汗口干、脉快、呼吸浅促等全身中毒表现。后期由于大量毒素吸收,患者则处于表情淡漠,面容憔悴,眼窝凹陷,口唇发绀、肢体冰冷、舌黄干裂、皮肤干燥、呼吸急促、脉搏细弱、体温剧升或下降、血压下降、休克、酸中毒。若病情继续恶化,终因肝肾功能衰弱及呼吸循环衰竭而死亡。

(二)体征

由于致病原因的不同,腹膜炎可以突然发生,也可以逐渐发生。例如,胃、十二指肠溃疡急性穿孔或空腔脏器损伤破裂所引起的腹膜炎,常为突然发生;而急性阑尾炎等引起者,则多先有原发病的症状,而后再逐渐出现腹膜炎征象。

1.腹胀

腹部体征表现为腹式呼吸减弱或消失,并伴有明显腹胀。腹胀加重常是判断病情发展的一个重要标志。

2.压痛及反跳痛

压痛及反跳痛是腹膜炎的主要体征,始终存在,通常是遍及全腹而以原发病灶部位最为显著。

3.腹肌紧张程度

随病因和患者全身情况的不同而轻重不一。突发而剧烈的刺激,胃酸和胆汁这种化学性的刺激,可引起强烈的腹肌紧张,甚至呈"木板样"强直,临床上称"板样腹"。而老年人、幼儿或极度虚弱的患者,腹肌紧张可以很轻微而被忽视。

4.腹部叩诊

当全腹压痛剧烈而不易用叩诊的方法去辨别原发病灶部位时,轻轻叩诊全腹部常可发现原发病灶部位有较显著的叩击痛,对定位诊断很有帮助。腹部叩诊可因胃肠胀气而呈鼓音。

5.腹部听诊

胃肠道穿孔时,因腹腔内有大量游离气体平卧位叩诊时常发现肝浊音界缩小或消失。腹腔内积液多时,可以叩出移动性浊音,也可以用来为腹腔穿刺定位。听诊常发现肠鸣音减弱或消失。

6.直肠指诊

如直肠前窝饱满及触痛,则表示有盆腔感染存在。

四、辅助检查

(一)化验检查

血常规检查示白细胞计数增高,但病情严重或机体反应低下时,白细胞计数并不高,仅有中性粒细胞比例升高或毒性颗粒出现。

(二)X 线检查

腹部 X 线检查可见肠腔普遍胀气并有多个小气液面等肠麻痹征象,胃肠穿孔时,多数可见膈下游离气体存在(应立位透视),这在诊断上具有重要意义。体质衰弱的患者,或因有休克而不能站立透视的患者,可行侧卧摄片也能显示有无游离气体存在。

五、诊断

根据腹痛病史,结合典型体征,白细胞计数及腹部 X 线检查等,诊断急性腹膜炎一般并不困难。

(一)致病菌

一般空腔脏器穿孔引起的腹膜炎多是杆菌为主的感染,只有原发性腹膜炎是球菌为主的感染。

(二)病因诊断

病因诊断是诊断急性腹膜炎的重要环节。在诊断时需要做进一步的辅助检查,如肛指检查、盆腔检查、低半卧位下诊断性腹腔穿刺和女性后穹隆穿刺检查。

1.诊断性腹腔穿刺

(1)如果腹腔液体在 100 mL 以下,诊断性腹穿不易成功。

(2)根据穿刺所得液体颜色、气味、性质及涂片镜检,或淀粉酶值的定量测定等来判定病因,也可做细菌培养。

(3)腹腔抽出的液体大致有透明、浑浊、脓性、血性和粪水样几种。

(4)结核性腹膜炎为草黄色透明的黏性液,上消化道穿孔为黄绿色浑浊液含有胃液、胆汁。

(5)急性阑尾炎穿孔为稀薄带有臭味的脓液。

(6)而绞窄性肠梗阻肠坏死,可抽出血性异臭的液体。

(7)急性出血坏死性胰腺炎可抽出血性液而且胰淀粉酶含量很高。

(8)若腹穿为完全的新鲜不凝血则考虑为腹腔内实质性脏器损伤。

2.诊断性腹腔冲洗

为明确诊断,可行诊断性腹腔冲洗,在无菌下注入生理盐水后再抽出,进行肉眼检查和镜检,给明确诊断提供可靠资料。

3.剖腹探查

对病因实在难以确定而又有肯定手术指征的病例,则应尽早进行剖腹探查以便及时发现和处理原发病灶,不应为了等待确定病因而延误手术时机。

(三)根据腹膜炎的类型诊断

1.原发性腹膜炎

常发生于儿童呼吸道感染期间。患儿突然腹痛呕吐、腹泻并出现明显的腹部体征。病情发展迅速。

2.继发性腹膜炎

病因很多,只要仔细询问病史结合各项检查和体征进行综合分析即可诊断,腹肌的紧张程度并不一定反应腹内病变的严重性。例如,儿童和老人的腹肌紧张度不如青壮年显著;某些疾病如伤寒肠穿孔或应用肾上腺皮质激素后,腹膜刺激征往往有所减轻。故不能单凭某一项重要体征的有无而下结论,要进行全面分析。

六、鉴别诊断

(一)内科疾病

有不少内科疾病具有与腹膜炎相似的临床表现,必须严加区别,以免错误治疗。

1.肺炎、胸膜炎、心包炎、冠心病等

以上疾病都可引起反射性腹痛,疼痛也可因呼吸活动而加重。因此,呼吸短促、脉搏变快,有时出现腹上区腹肌紧张而被误认为腹膜炎,但详细追问疼痛的情况,细致检查胸部,以及腹部缺乏明显和肯定的压痛及反跳痛,即可做出判断。

2.急性胃肠炎、痢疾等

也有急性腹痛、恶心、呕吐、高热、腹部压痛等,易误认为腹膜炎。但急性胃肠炎及痢疾等有饮食不当的病史、腹部压痛不重、无腹肌紧张、听诊肠鸣音增强等,均有助于排除腹膜炎的存在。

3.其他

如急性肾盂肾炎、糖尿病酮中毒、尿毒症等也均可有不同程度的急性腹痛、恶心、呕吐等症状,而无腹膜炎的典型体征,只要加以分析,即可鉴别。

(二)外科疾病

1.急性肠梗阻

多数急性肠梗阻具有明显的阵发性腹部绞痛、肠鸣音亢进、腹胀,而无肯定压痛及腹肌紧张,易与腹膜炎鉴别。但如梗阻不解除,肠壁水肿淤血,肠蠕动由亢进转为麻痹,临床可出现肠鸣音减弱或消失,易与腹膜炎引起肠麻痹混淆。除细致分析症状及体征,并通过腹部X线摄片和密切观察等予以区分外,必要时需做剖腹探查,才能明确。

2.急性胰腺炎

急性胃肠炎、痢疾等水肿性或出血坏死性胰腺炎均有轻重不等的腹膜刺激症状与体征,但并非腹膜感染;在鉴别时,血清或尿淀粉酶升高有重要意义,从腹腔穿刺液中测定淀粉酶值有时能确定诊断。

3.腹腔内或腹膜后积血

各种病因引起腹内或腹膜后积血,均可出现腹痛、腹胀、肠鸣音减弱等临床表现,但缺乏压痛、反跳痛、腹肌紧张等体征。腹部X线摄片、腹腔穿刺和观察往往可以明确诊断。

4.其他

泌尿系统结石症、腹膜后炎症等均各有其特征,只要细加分析,诊断并不困难。

七、治疗

治疗原则上应积极消除引起腹膜炎的病因,并彻底清洗吸尽腹腔内存在的脓液和渗出液,或促使渗出液尽快吸收或通过引流而消失。为了达到上述目的,应根据不同的病因,不同的病变阶段,不同的患者体质,采取不同的治疗措施。总的来说,急性腹膜炎的治疗可分为非手术治疗和手术治疗两种。

(一)适应证

1.非手术治疗的适应证

非手术治疗应在严密观察及做好手术准备的情况下进行,其指征如下所述。

(1)原发性腹膜炎或盆腔器官感染引起的腹膜炎,前者的原发病灶不在腹腔内,后者对抗生素有效一般不需手术,但在非手术治疗的同时,应积极治疗其原发病灶。

(2)急性腹膜炎的初期尚未遍及全腹,或因机体抗病力强,炎症已有局限化的趋势,临床症状也有好转,可暂时不急于手术。

(3)急性腹膜炎病因不明病情也不严重,全身情况也较好,腹水不多,腹胀不明显,可以进行短期的非手术治疗进行观察(一般4~6小时)。观察其症状、体征、化验以及特殊检查结果等,根据检查结果和发展情况决定是否需要手术。

2.手术治疗的适应证

手术治疗通常适用于病情严重,非手术治疗无效者,其指征如下所述。

（1）腹腔内原发病灶严重者，如腹内脏器损伤破裂、绞窄性肠梗阻、炎症引起的肠坏死、肠穿孔、胆囊坏疽穿孔、术后胃肠吻合口瘘所致的腹膜炎。

（2）弥漫性腹膜炎较重而无局限趋势者。

（3）患者一般情况差，腹水多，肠麻痹重，或中毒症状明显，尤其是有休克者。

（4）经保守治疗（一般不超过12小时），如腹膜炎症状与体征均不见缓解，或反而加重者。

（5）原发病必须手术解决的，如阑尾炎穿孔、胃及十二指肠穿孔等。

（二）非手术治疗

1.体位

在无休克时，患者应取半卧位，有利于腹内的渗出液积聚在盆腔，因为盆腔脓肿中毒症状较轻，也便于引流处理。半卧位时要经常活动双下肢，改变受压部位，以防发生静脉血栓和压力性损伤。

2.禁食

对胃肠道穿孔患者必须绝对禁食，以减少胃肠道内容物继续漏出。对其他病因引起的腹膜炎已经出现肠麻痹者，进食则使肠内积液积气腹胀加重，必须待肠蠕动恢复正常后，才可开始进饮食。

3.胃肠减压

胃肠减压可以减轻胃肠道膨胀，改善胃肠壁血运，减少胃肠内容物通过破口漏入腹腔，是腹膜炎患者不可少的治疗，但长期胃肠减压妨碍呼吸和咳嗽，增加体液丢失，可造成低氯低钾性碱中毒，故一旦肠蠕动恢复正常应及早拔去胃管。

4.静脉输液

腹膜炎禁食患者必须通过输液以纠正水、电解质和酸碱失调。对严重衰竭患者应增加血和血浆的输入量，清蛋白以补充因腹腔渗出而丢失的蛋白，防止低蛋白血症和贫血。对轻症患者可输注葡萄糖液或平衡盐，对有休克的患者在输入晶胶体液的同时要有必要的监护，包括血压、脉率、心电、血气、中心静脉压，尿相对密度和酸碱度，血细胞比容、电解质定量观察、肾功能等，以便及时修正液体的内容和速度，增加必要的辅助药物，也可给予一定量的激素治疗。在基本扩容后可酌情使用血管活性药，其中以多巴胺较为安全，确诊后可边抗休克边进行手术。

5.补充热量与营养

急性腹膜炎需要大量的热量与营养以补其需要，其代谢率为正常的140%，每天需要热量达12 558～16 744 kJ。当不能补足所需热量时，机体内大量蛋白质被消耗,则患者承受严重损害,目前除输入葡萄糖供给部分热量外,尚需输注复方氨基酸液以减轻体内蛋白的消耗,对长期不能进食的患者应考虑深静脉高营养治疗。

6.抗生素的应用

由于急性腹膜炎病情危重且多为大肠埃希菌和粪链菌所致的混合感染,早期即应选用大量广谱抗生素,再根据细菌培养结果加以调整,给药途径以静脉滴注较好,除大肠埃希菌、粪链球菌外,要注意有耐药的金黄色葡萄球菌和无芽孢的厌氧菌(如粪杆菌)的存在,特别是那些顽固的病例,适当的选择敏感的抗生素,如氯霉素、氯林可霉素、甲硝唑、庆大霉素、氨基青霉素等。对革兰阴性杆菌败血症者可选用第三代头孢菌素如头孢曲松钠(菌必治)等。

7.镇痛

为减轻患者痛苦适当地应用镇静止痛剂是必要的。对于诊断已经明确,治疗方法已经决定的患者,用哌替啶或吗啡来制止剧痛也是允许的,而且在增强肠壁肌肉张力和防止肠麻痹有一定作用。但如果诊断尚未确定,患者还需要观察时,不宜用止痛剂以免掩盖病情。

(三)手术治疗

1.病灶处理

清除腹膜炎的病因是手术治疗的主要目的。感染源消除的越早,则预后越好,原则上手术切口应该越靠近病灶的部位越好,以直切口为宜,便于上下延长,并适合于改变手术方式。

(1)探查应轻柔细致,尽量避免不必要的解剖和分离,防止因操作不当而引起感染扩散,对原发病灶要根据情况做出判断后再行处理,坏疽性阑尾炎和胆囊炎应予切除,若局部炎症严重,解剖层次不清或病情危重而不能耐受较大手术时可简化操作,只做病灶周围引流或造瘘术。待全身情况好转、炎症愈合后3～6个月择期行胆囊切除或阑尾切除术。

(2)对于坏死的肠段必须切除,条件不允许时可做坏死肠段外置术。一边抗休克一边尽快切除坏死肠段以挽救患者,此为最佳手术方案。

(3)对于胃、十二指肠溃疡穿孔在患者情况允许下,如穿孔时间短,处在化学性腹膜炎阶段,空腹情况下穿孔、腹腔污染轻,病变需切除时应考虑行胃大部切除术,若病情严重,患者处于中毒性休克状态,且腹腔污染重,处在化脓性腹膜炎阶段,则只能行胃穿孔修补术,待体质恢复,3～6个月后住院择期手术。

2.清理腹腔

在消除病因后,应尽可能地吸尽腹腔内脓汁、清除腹腔内的食物和残渣、粪便、异物等,清除最好的办法是负压吸引,必要时可以辅以湿纱布擦拭,应避免动作粗糙而伤及浆膜表面的内皮细胞。

(1)若有大量胆汁,胃肠内容物严重污染全腹腔时,可用大量生理盐水进行腹腔冲洗,一边洗一边吸引,为防止冲洗时污染到膈下,可适当将手术床摇为头高的斜坡位,冲洗到水清亮为止,若患者体温高时,亦可用 4～10 ℃的生理盐水冲洗腹腔,也能收到降温效果。

(2)当腹腔内大量脓液已被形成的假膜和纤维蛋白分隔时,为达到引流通畅的目的,必须将假膜和纤维蛋白等分开、去除,虽有一定的损伤但效果较好。

3.引流

引流的目的是使腹腔内继续产生的渗液通过引流物排出体外,以便残存的炎症得到控制、局限和消失,防止腹腔脓肿的发生。弥漫性腹膜炎手术后,只要清洗干净,一般不需引流。

(1)必须放置腹腔引流的病例:①坏疽病灶未能切除,或有大量坏死组织未能清除时。②坏疽病灶虽已切除,但因缝合处组织水肿影响愈合有漏的可能时。③腹腔内继续有较多渗出液或渗血时。④局限性脓肿。

(2)腹腔引流的方式:通常采用的引流物有烟卷引流、橡皮管引流、双套管引流、潘氏引流管、橡皮片引流,引流物一般放置在病灶附近和盆腔底部。

第六章

泌尿系统急危重症

第一节 急性尿潴留

一、概述

(一)定义

急性尿潴留(acute urinary retention,AUR)是指急性发生的无法排尿,导致尿液滞留于膀胱内的一种症候群,常伴随由于膀胱内尿液胀满而引起的明显尿意、疼痛和焦虑等症状。

(二)流行病学

AUR 多发于男性,老年人发生率高,其中 70～79 岁老年男性 10％在 5 年内发生 AUR,80～89 岁老年男性 30％在 5 年内发生 AUR,而 40～49 岁男性只有 1.6％在 5 年内发生 AUR。65％AUR 是由前列腺增生引起的,在 PLESS 研究中,前列腺增生者的 AUR 发生率为每年 18/1 000 人。女性和儿童较少发生 AUR,女性 AUR 常有潜在的神经性因素,儿童通常是由于感染或手术麻醉引起。

(三)病因

1.尿道梗阻性因素

机械性梗阻(如膀胱出口梗阻、尿道狭窄、尿道结石、尿道外口狭窄等)或动力性梗阻(如 α 肾上腺素能活性增加,前列腺炎症)导致的尿道阻力增加。

2.神经性因素

膀胱感觉或运动神经受损(如盆腔手术、多发性硬化症、脊髓损伤、糖尿病等)。

3.膀胱肌源性因素

膀胱过度充盈等导致膀胱逼尿肌收缩乏力。

二、急性尿潴留的诊断

急性尿潴留发病突然,患者膀胱内尿液胀满不能排出,十分痛苦。发生急性尿潴留的病因主要包括尿道梗阻性、膀胱肌源性和神经性三大类,通过详细的病史询问和体格检查,配合相应的实验室检查和辅助检查,可明确病因及诊断,为后续治疗提供依据。

(一)基本检查

1.病史询问(推荐)

(1)有无下尿路症状及其特点、持续时间、伴随症状。

(2)发生急性尿潴留前的手术史、外伤史,尤其是下腹部、盆腔、会阴、直肠、尿道、脊柱等的外伤、手术史;经尿道行导尿、膀胱尿道镜检查、尿道扩张等有创检查、治疗史。

(3)既往史询问还应注意:既往尿潴留,充溢性尿失禁,血尿,下尿路感染,尿道狭窄,尿路结石,尿道排泄物性状如结石、乳糜凝块、组织块等,近期性交,腹痛或腹胀,便秘,便血,休克,糖尿病,神经系统疾病,全身症状等病史。男性患者还应注意询问有无前列腺增生及其国际前列腺症状评分(IPSS)和生活质量评分(QOL),急性前列腺炎,包茎等病史。女性患者还应注意产后尿潴留、有无盆腔炎,盆腔压迫性疾病如子宫肌瘤、卵巢囊肿等,盆腔脏器脱垂如子宫脱垂、阴道前或后壁脱垂等,痛经,处女膜闭锁,阴道分泌物性状等病史。

(4)询问用药史,了解患者目前或近期是否服用了影响膀胱及其出口功能的药物,常见的有肌松剂如手术时麻醉用药、黄酮哌酯等,M受体阻滞剂如阿托品、莨菪碱类、托特罗定等,α受体激动剂如麻黄碱、盐酸米多君。其他药物如抗抑郁药、抗组胺药、解热镇痛药、抗心律失常药、抗高血压药、阿片类镇痛药、汞性利尿剂等亦可导致尿潴留。

2.体格检查(推荐)

(1)全身检查:包括体温、脉搏、呼吸、血压等生命体征,注意神志、发育、营养状况、步态、体位、有无贫血或浮肿等,对患者有一个初步整体印象。

(2)局部及泌尿生殖系统检查。

视诊:除特别肥胖外,多能在耻骨上区见到过度膨胀的膀胱;部分患者可见充溢性尿失禁、尿道外口狭窄;有的还可见会阴、外生殖器或尿道口及其周围的湿疹、出血、血肿或淤血、肿物、手术瘢痕等。此外,男性患者可见包茎或包皮嵌顿、包皮口狭窄,女性患者可有盆腔脏器脱垂、处女膜闭锁等。

触诊:下腹部耻骨上区可触及胀大的膀胱,除部分神经源性膀胱外,压之有疼痛及尿意感。阴茎体部尿道结石或瘢痕亦可触及。尿道口或阴道肿物亦可触及。注意腹部其他包块情况,如应甄别下腹部及盆腔肿物的性状及其可能的来源如膀胱巨大肿瘤、肠道肿瘤、子宫肌瘤、卵巢囊肿等,必要时采取双合诊。注意粪便团块。长期尿潴留能导致肾脏积水,可在肋缘下触及增大的肾脏。

叩诊:胀大的膀胱在耻骨上区叩诊为浊音,有时可胀至脐水平。移动性浊音可判断有无腹水,应在排空膀胱尿液后进行。

(3)直肠指诊:最好在膀胱排空后进行。直肠指诊可了解肛门括约肌张力情况、肛管感觉、骨盆肌随意收缩等,直肠内有无肿瘤或粪块。对男性患者,还可了解是否存在前列腺增生、前列腺癌、前列腺脓肿等。

(4)神经系统检查:排尿活动是在神经系统调控下完成的,涉及脑干以上中枢神经、脊髓中枢、周围自主神经及躯干神经、膀胱及尿道神经受体与递质等,因此详尽的神经系统检查有助于区分有无合并神经源性膀胱。临床常作跖反射、踝反射、提睾反射、球海绵体肌反射、肛反射、腹壁反射、鞍区及下肢感觉、下肢运动等检查,必要时请神经科医师协助。

3.尿常规(推荐)

尿常规可以了解患者是否有血尿、脓尿、蛋白尿及尿糖等,AUR解除后即可进行。

4.超声检查(推荐)

经腹部超声检查可以了解泌尿系统有无积水或扩张、结石、占位性病变等,男性患者的前列腺形态、大小、有无异常回声、突入膀胱的程度等。同时还可以了解泌尿系统以外其他病变如子宫肌瘤、卵巢囊肿等。此外,在急性尿潴留解除,患者能自行排尿后,可行剩余尿量测定。

(二)根据初始评估的结果,部分患者需要进一步检查

1.肾功能(可选择)

因膀胱出口梗阻可以引起输尿管扩张返流、肾积水等,最终导致肾功能损害,血肌酐升高,怀疑肾功能不全时建议选择此检查。

2.血糖(可选择)

糖尿病性周围神经病变可导致糖尿病性膀胱,血糖尤其是空腹血糖检查有助于明确糖尿病诊断。

3.血电解质(可选择)

低钾血症、低钠血症亦可导致尿潴留,对怀疑有电解质紊乱者建议选择此检查。

4.血清前列腺特异性抗原(PSA)(可选择)

前列腺癌、前列腺增生、前列腺炎都可能使血清 PSA 升高。急性尿潴留、留置导尿管、泌尿系统感染、前列腺穿刺、直肠指诊及前列腺按摩也可以影响血清 PSA 值测定。

5.排尿日记(可选择)

在急性尿潴留解除能自行排尿后,如患者以下尿路症状为主要临床表现,记录连续 3 天的排尿日记有助于了解患者的排尿情况,对夜尿鉴别亦有帮助。

6.尿流率检查(可选择)

在急性尿潴留解除,拔除导尿管后方可检查,最大尿流率(Q_{max})最为重要,但 Q_{max} 减低不能区分梗阻和逼尿肌收缩力减低,还需结合其他检查,必要时行尿动力学检查。Q_{max} 在尿量为 $150\sim200$ mL 时进行检查较为准确,必要时可重复检查。

7.尿动力学检查

(可选择)对引起膀胱出口梗阻的原因有疑问或需要对膀胱功能进行评估时建议行此项检查,结合其他相关检查以除外神经系统病变或糖尿病所致神经源性膀胱的可能。

8.尿道膀胱镜检查(可选择)

怀疑尿道狭窄、膀胱尿道结石、膀胱内占位性病变时建议行此项检查。

9.尿道造影(可选择)

怀疑尿道狭窄时建议此项检查。

10.计算机体层扫描(CT)和磁共振成像(MRI)检查(可选择)

在超声检查不能明确下腹部或盆腔肿物性质时,CT 或 MRI 检查是重要的补充。当怀疑神经源性膀胱时,CT 或 MRI 检查则有助于明确中枢神经系统如脑或脊髓病变。

(三)不推荐检查项目

静脉尿路造影(intravenous urography,IVU)检查:主要是为了了解上尿路情况,对膀胱尿道等下尿路情况提供的信息较少,不做推荐。当患者造影剂过敏或者肾功能不全时禁止行静脉尿路造影检查。

(四)AUR 患者初始评估小结

1.推荐检查项目

病史询问;体格检查;尿常规;超声检查。

2.可选择性检查项目

肾功能;血糖;血电解质;血清 PSA;排尿日记;尿流率;尿动力学检查;尿道膀胱镜检查;尿道造影;计算机体层扫描或磁共振成像。

3.不推荐检查项目

静脉尿路造影。

三、急性尿潴留的治疗

(一)急诊处理

AUR 是临床急诊,必须立即处理,通过急诊置管排出膀胱内尿液使膀胱减压。采取何种方法置管,由非专科医师置管还是由泌尿外科医师置管,置管地点是在家里、急诊室、泌尿外科病房还是在手术中需根据当时的环境和条件决定,置管后患者是否收治入院同样也需要根据具体情况而定。

AUR 的急诊置管采用阶梯式方法进行,按创伤程度依次为:尿道留置 Foley 导尿管、留置 Coudé 导尿管、耻骨上置管。标准的经尿道导尿易于操作,通常容易成功。若经尿道导尿不成功或有禁忌,可放置质硬的、头端成角的弯头导尿管(Coudé 导尿管)或行耻骨上膀胱穿刺造瘘(suprapubic catheter,SPC)。

血尿、低血压、解除梗阻后利尿是快速减压的潜在并发症,但没有证据表明慢速膀胱减压会减少这些并发症的发生。

1.导尿术(推荐)

采用导尿术治疗 AUR 是临床上最常用最简单的方法。肉眼血尿者插入导尿管并进行冲洗以清除膀胱内的血液和血凝块。同时,导尿可用于收集无污染的尿液标本,进行微生物学检查,通过导尿管行膀胱造影对了解 AUR 患者的膀胱病变或是否合并膀胱输尿管尿液返流有一定帮助。

导尿术的禁忌证是尿道损伤和尿道狭窄,包括确诊或怀疑的尿道损伤。如果怀疑患者有尿道损伤和尿道狭窄,在为其插导尿管前必须进行逆行尿道造影。多数男性患者可用 16 F 或 18 F 的导尿管,尿道狭窄患者可能需要使用较细的导尿管(12 F 或 14 F)。

导尿术的并发症:尿路感染(urinary tract infection,UTI)常见,许多患者仅表现为无症状性菌尿,但部分患者可发生急性肾盂肾炎、菌血症甚至尿脓毒症。

老年、糖尿病、肾功能不全或晚期、危及生命的基础病的患者发生导尿管相关性尿路感染的危险性增加。导尿管相关性尿路感染的预防：严格的无菌插管技术，尽量保持收集系统密闭并缩短导尿管留置时间。对急诊导尿患者不推荐常规应用抗生素，预防性抗生素只对需要中期留置导尿管的患者有应用价值，常规预防性使用抗生素对患者无益，并可导致耐药菌的增生。导管的其他并发症包括包皮嵌顿和尿道、膀胱损伤等。

2.耻骨上膀胱穿刺造瘘术（推荐）

耻骨上膀胱穿刺造瘘术的适应证包括对经尿道导尿有禁忌或经尿道插管失败的 AUR 患者。耻骨上膀胱穿刺造瘘的禁忌证包括膀胱空虚、既往有下腹部手术史伴瘢痕，以及既往有盆腔放疗史伴瘢痕，全身出血性疾病等。

耻骨上穿刺造瘘操作较导尿术复杂，可能的并发症包括：血尿、造瘘管扭折或被血块堵塞、造瘘管周围漏尿、感染或脓肿形成、不慎拔除造瘘管、手术失败等，严重并发症如肠穿孔、输尿管损伤、大血管损伤、腹膜炎甚至死亡。肉眼血尿常见，但多为一过性。使用新型的 Seldinger SPC 穿刺套装时 SPC 管的置入是沿着一根导丝，而传统的方法是以 trocar 盲目穿刺。如果穿刺前不能触及膀胱或膀胱充盈不满意，采用超声定位有助于判断膀胱位置，提高穿刺的安全性。

3.穿刺抽尿法（可选择）

在无法插入导尿管，无条件穿刺造瘘情况下为暂时缓解患者痛苦，可在无菌条件下，在耻骨联合上缘二指正中线处，行膀胱穿刺，抽出尿液暂时缓解患者症状后转有条件医院进一步处理。

（二）病因治疗

AUR 需要急诊处理，立即解决尿液引流。因此，除了一些可以在急诊解除的病因外，如尿道结石或包茎引起的尿道外口狭窄，包皮嵌顿等，其他病因导致的 AUR 可在尿液引流后，再针对不同的病因进行治疗。具体可参照相应疾病的诊疗指南。

包皮嵌顿可手法复位，如包茎可行包皮背侧切开。尿道外口狭窄闭锁，可行尿道外口切开。尿道结石造成 AUR，前尿道结石可直接经尿道取石或碎石，后尿道结石可行膀胱镜检查将结石推回膀胱，留置导尿管后二期再处理结石。膀胱内血块造成的 AUR 可能需在膀胱镜下清理血块后再留置导尿管。如因便秘造成 AUR，在置管引流膀胱尿液的同时需要通便治疗。尿道外伤后 AUR 应先行耻骨上膀胱造瘘，二期处理尿道狭窄。术后 AUR 在导尿治疗前可先试用溴吡斯的明或针灸治疗。

1.手术治疗（可选择）

发生 AUR 后应尽量避免长期留置导尿管，长期置管的并发症包括尿路感染、脓血症、创伤、结石、尿道狭窄等，也有诱发尿路鳞状上皮癌的可能。

手术解除 AUR 发生的病因可从根本上避免 AUR 再发，也可避免长期或重复置管。对 BPH，AUR 被列为是前列腺切除术的适应证，BPH 患者接受手术者 24%～42% 是由于 AUR。

AUR 发作后急诊行前列腺手术者（发生 AUR 数天内），感染、围术期出血的并发症的发生率增加，输血率、病死率增高。与单纯因排尿症状而行 TURP 手术的患者相比，AUR 患者 TURP 术后不能排尿的概率更高。以 AUR 来就诊的 BPH 患者，推荐在应用 α 受体阻滞剂后先行 TWOC，以后再延期手术，不推荐急诊行前列腺手术。

2.间歇性自家清洁导尿（可选择）

对 AUR 病因不能有效治疗的患者，CISC 是除长期置管之外的另一选择。CISC 可用于在 AUR 发生后短期替代保留导尿以延期手术，也可用于前列腺切除术后因膀胱逼尿肌乏力而发生尿潴留的患者，尤其适用于神经源性膀胱患者。

3.药物治疗（可选择）

AUR 通常急诊就诊，患者非常痛苦，因此尿液引流是首选，药物治疗仅作为尿液引流的辅助治疗，或者患者拒绝导尿或不适合导尿的情况下使用。根据急性尿潴留的发生机制，目前能用于治疗尿潴留的药物主要包括增强膀胱逼尿肌收缩力的拟交感神经类药物如溴吡斯的明和松弛尿道括约肌的 α 受体阻滞剂类药物如坦索罗辛等。

4.其他治疗措施（可选择）

（1）开塞露：开塞露的主要成分为甘油（55%）、山梨醇（45%～55%）、硫酸镁（10%），甘油可直接刺激直肠壁，通过神经反射引起排便，与此同时引起膀胱逼尿肌强力收缩，括约肌松弛，辅以膈肌以及腹直肌收缩，通过这一系列反射，使腹内压和膀胱内压增高，引起排尿。国内多个报道使用开塞露灌肠，可以缓解妇女产后和儿童的急性尿潴留，但对前列腺增生所致急性尿潴留不推荐使用。

（2）针灸：中医院采用针灸对解除产后或术后麻醉所致逼尿肌收缩乏力的急性尿潴留有一定治疗效果。针刺部位可取合谷、三阴交、足三里等穴位，也可以采用新斯的明穴位注射，效果更明显。

（三）推荐意见

（1）AUR 的急诊处理可留置导尿管或行耻骨上膀胱穿刺造瘘，采用超声定位可提高操作的安全性。

(2)对需要置管超过 14 天的 AUR 患者,推荐行耻骨上膀胱穿刺造瘘。相对经尿道导尿,膀胱造瘘的不适症状、发生菌尿症或需要再次置管的机会更少。急性细菌性前列腺炎伴 AUR 者也推荐采用耻骨上膀胱穿刺造瘘引流尿液。

(3)对急诊导尿患者不推荐常规应用抗生素,但对于某些感染高危因素的患者(如经尿道前列腺电切和肾移植),可考虑使用抗生素治疗。

(4)推荐 AUR 患者置管后带管回家等待合适的后续诊治,但对肾功能不全、尿脓毒症、同时患有其他严重疾病,或难以随访的患者,收治入院是必要的。

(5)推荐第一次发生 AUR 的患者在置管后应用 α 受体阻滞剂,3～7 天后TWOC。

(6)对反复发生 AUR 的患者,不推荐长期保留导尿管或膀胱造瘘管,如果可能,应采取手术治疗解除 AUR 的病因,亦可酌情试用间歇性自家清洁导尿等治疗。

(7)对发生 AUR 的 BPH 患者,不推荐在数天内立即手术治疗,推荐在应用 α 受体阻滞剂后先行 TWOC,以后再择期手术。

(8)拟副交感神经节药物可用于手术后或产后的急性尿潴留,针灸、开塞露灌肠对解除产后或术后麻醉所致急性尿潴留有一定治疗效果。

第二节　急性肾衰竭

急性肾衰竭(acute renal failure,ARF)是由于各种病因引起肾功能急骤、进行性减退而出现的临床综合征。临床主要表现为肾小球滤过率明显降低所致的氮质血症,以及肾小管重吸收和分泌功能障碍所致的水、电解质和酸碱平衡失调。根据尿量减少与否分为少尿型和非少尿型。

一、病因及发病机制

导致急性肾衰竭的原发疾病涉及临床多个学科,肾毒物质亦有药物及毒物之分。为便于诊断、治疗,常将急性肾衰竭的病因分为 3 类:肾前性、肾实质性、肾后性(梗阻性)。

(一)肾前性

多种疾病引起的血容量不足或心脏排出量减少,导致肾血流量减少,灌注不足,肾小球滤过率下降,出现少尿。这方面的原发病:胃肠道疾病(吐、泻)、大面积创伤(渗出液)、严重感染性休克(如败血症)、重症心脏病(如心肌梗死、心律失常、心力衰竭)等。

此型肾衰竭有可逆性,如能及时识别,经积极处理,肾缺血得到及时改善,肾脏功能恢复,则少尿症状随之消失。反之,可因病情恶化,演变成肾实质性肾衰竭。

此型肾衰竭有可逆性,如能及时识别,经积极处理,肾缺血得到及时改善,肾脏功能恢复,则少尿症状随之消失。反之,可因病情恶化,演变成肾实质性肾衰竭。

(二)肾实质性

本病中的急性肾小管坏死占全部肾衰竭的 75％ 以上,其原发病因:严重感染性休克(如败血症)、大面积创伤、挤压伤、大手术、妊娠毒血症等;肾毒物质:抗生素类(如庆大霉素、头孢菌素)、金属类(如铜、汞)、生物毒类(如鱼胆、蕈类)等。上述病因引起肾脏急性缺血、灌注不足、肾小球滤过率下降;同时肾小管上皮细胞因缺血、缺氧或肾毒物质的直接作用,发生变性坏死,管腔堵塞、溃破,肾间质广泛炎症、水肿,从而导致肾功能急剧下降,临床出现少尿,氮质潴留,水盐、酸碱代谢紊乱等急性肾衰竭的典型表现。此外,引起本型肾衰竭的疾病还有重症急性肾炎、急进性肾炎、恶性高血压、肾血管栓塞等。

(三)肾后性(梗阻性)

主要由于下尿路梗阻致肾盂积水、肾间质损害,久之肾小球滤过率亦下降。此类原发病:尿路结石、肿瘤、肾外压迫如前列腺肥大等。患者常突然无尿为本型特点,如能及时解除梗死常可迅速恢复排尿功能。反之也可演变成肾实质性肾衰竭。

关于急性肾衰竭的发病机制有如下几方面的理论:肾血流动力学改变(主要指急性肾衰竭早期肾内血管痉挛,继之缺血损伤)、肾小管堵塞、反漏,肾小管上皮细胞的黏附改变、能量代谢紊乱、钙离子内流,以及表皮生长因子对急性肾衰竭修复的重要作用等。

为便于理解和指导临床诊疗,以下简述肾小管坏死所致急性肾衰竭。在发病的初期(初发期)和持续进展期(持续期)其发病机制与病理改变各有其特点。

当原发病因（如肾缺血）作用于肾脏后 6 小时以内，主要病理改变是肾血管收缩（特别是入球小动脉）、肾血流量减少，肾小球滤过率下降，临床出现少尿，此时肾小管上皮细胞虽有损伤，但尚无严重器质性病变。如原始病因未消除，肾血管持续收缩的结果，导致严重缺血、缺氧，肾小球滤过率进一步下降的同时肾小管上皮细胞发生变性、坏死、脱落，管腔被堵塞、管壁溃破、尿液回漏、溢流于外、间质炎症、淤血，形成尿流障碍。此发病机制对临床诊断治疗及预后均有重要意义。为防止器质性肾损害。保护肾功能，从而改善预后，关键是及早发现肾内血流动力学变化，及早进行有效处理。

二、临床表现

起病急骤，常在各种原发病的基础上或肾毒物质的作用下出现少尿、血尿素氮及血肌酐升高。临床症状包括原发病的表现，急性肾衰竭的表现，及并发症 3 方面。根据本病病情的演变规律，分为 3 期，即少尿期、多尿期、恢复期。

部分患者发生急性肾衰竭时，其尿量并无减少，24 小时尿量可超过 500 mL 以上，称之为"非少尿型急性肾衰竭"。

（一）少尿期

1.尿量减少

尿量明显减少，24 小时少于 400 mL 者为少尿，少于 100 mL 者为无尿。一般少尿期持续时间平均 10 天左右，短则 2 天，长则 4 周；如超过 4 周提示肾实质损害严重。

2.氮质血症

由于代谢产物在体内滞留，血液中尿素氮（BUN）和肌酐（Scr）逐渐升高，其升高速度与患者体内蛋白质分解状态有关。一般情况下，每天 BUN 上升为 3.6～7.1 mmol/L、肌酐 44.2～88.4 μmol/L；如有继发感染发热、广泛组织创伤、胃肠道出血等，则蛋白质分解加速，每天 BUN 上升 10.1～17.9 mmol/L、肌酐 176.8μmol/L，此为高分解代谢型肾衰竭，提示病情严重。与此同时出现各系统器官受损症状：消化系统可有厌食、恶心、呕吐，严重时不同程度消化道出血、黄疸等；心血管系统可有血压升高、心律失常、心力衰竭、心包积液等；神经系统表现为定向障碍、淡漠，严重者嗜睡、抽搐、昏迷；血液系统可有轻度贫血，皮肤黏膜出血，严重者可发生弥漫性血管内凝血（DIC）。

3.水、电解质紊乱及酸碱平衡失调

（1）水潴留过多由于肾缺血，肾小球滤过率下降，肾小管损害等排尿减少，水在体内积聚,如此时进液未予控制可发生"高血容量"危象,并由此导致脑水肿、肺水肿及充血性心力衰竭等严重并发症,为死亡原因之一。

(2)高钾血症由于肾排钾减少、感染、创伤、出血、输入库存血液、进食含钾丰富的食物及酸中毒等,血钾浓度可在短期内迅速升高,且临床症状不明显。高血钾对心脏有毒性作用,如不及时发现,进行有效处理(透析等),常可因心室颤动或心搏骤停而迅速导致死亡。

(3)代谢性酸中毒由于酸性代谢产物在体内滞留所致。

4.继发感染

常见有肺部及尿路感染、皮肤感染等。

5.急性肾衰竭并发其他脏器衰竭,或多脏器衰竭中存在急性肾衰竭

此等重症常发生于严重败血症(最多见于革兰阴性杆菌败血症)、感染性休克、创伤、战伤、手术后、病理性妊娠等。临床除具备急性肾衰竭表现外,同时并存其他脏器衰竭危象,如呼吸衰竭、循环衰竭、肝功能衰竭、弥漫性血管内凝血、广泛小血管栓塞等,预后恶劣。

(二)多尿期

经过少尿期后,排尿逐渐增加,当每天排尿量超过 400 mL 时,进入多尿期。平均持续 10 天左右,此期尿量逐日增加,一般 3 000 mL/d 左右,也可高达 5 000 mL/d 以上。如补液不及时,可发生脱水、电解质丢失。此期尿素氮、肌酐经过短时间上升后,随之下降到正常范围。此时患者虚弱,抵抗力差,容易并发感染和发生水盐代谢紊乱等,不及时处理,也可引起严重后果。

(三)恢复期

排尿量进入正常,尿素氮、肌酐正常,患者症状改善,一般情况好转。此期长期因病情及肾损害程度而异,一般半年至 1 年肾功能可完全恢复,损害严重者,恢复期可超过 1 年,个别可遗留永久性损害。

非少尿型肾衰竭:排尿量每天超过 400 mL,甚至如常人,但其尿素氮和肌酐仍随病情进展而升高。其病因多与肾毒物质有关,其中又以庆大霉素的不合理使用最为常见,其发病与该类抗生素使用剂量过大或使用后抗体产生变态反应等有关。由于此型,肾衰竭症状不典型,容易为临床忽略或为原发病掩盖而延误诊断。非少尿型肾衰竭经及时发现,正确处理,一般预后较好,病死率比少尿型低。

三、实验室检查

(1)尿常规检查:是早期发现肾损害的重要指标之一。少尿期、无尿期尿颜色多呈酱油色或浑浊,镜检有蛋白、红细胞、白细胞及管型。多尿期尿色清白。

(2)尿比重测定:少尿期尿比重常＞1.025;多尿期和恢复期尿比重多在1.010～1.016范围,尿渗透压下降,接近血浆水平,多在300～400 mmol/L范围。

(3)尿钠浓度测定:尿钠浓度常＞400 mmol/L,尿钠和血浆尿素氮之比＜20,有助于急性肾衰竭的早期诊断。

(4)血生化检查:血尿素氮、肌酐、钾、磷进行性升高,二氧化碳结合力、血钠、钙降低,内生肌酐清除率明显下降,多在5 mL/min,血肌酐/尿肌酐＜15。

(5)肾衰竭指数＝血钠浓度/尿肌酐或血肌酐＞2。

(6)其他:B超、肾图、腹部X线平片有助于本病的诊断和鉴别诊断,可酌情选用。

四、鉴别诊断

(一)肾前性氮质血症

肾脏本身无器质性病变,有循环衰竭和血容量不足病史,尿诊断指标可资鉴别。偶有休克患者收集不到尿标本,可测定中心静脉压,肾前性氮质血症常＜0.49 kPa(50 mmH$_2$O)。而急性肾小管坏死则正常或偏高。对难于鉴别的患者,可行补液试验,用5%葡萄糖液或生理盐水500 mL,在40分钟内输入,若血压升高,尿量增多,血尿素氮下降,提示为肾前性氮质血症。如果血容量已纠正,血压恢复正常,而尿量仍少,可予20%甘露醇200～500 mL,20分钟内静脉滴注,或呋塞米200～300 mg静脉注射,如尿量增加,提示为肾前性氮质血症,如尿量不增加,则支持肾小管坏死的诊断。

(二)肾后性氮质血症

尿路梗阻多有原发病史(如结石、盆腔肿瘤、前列腺肥大等),膀胱触诊和叩诊可发现膀胱因积尿而膨胀。直肠指诊和妇科检查也有助于发现梗阻原因。腹部平片对诊断阳性尿路结石有帮助,B超和静脉肾盂造影可发现双肾增大,有肾盏、输尿管扩张。同位素肾图示梗阻图形。CT、磁共振检查对诊断肾盂积水和发现结石、肿瘤均有帮助。

(三)肾实质疾病

急进性肾炎、重症链球菌感染后肾炎、肾病综合征大量蛋白尿期、系统性红斑狼疮肾炎、变应性紫癜肾炎等均可引起急性肾衰竭。患者均有原发病的病史、症状和体征,尿蛋白多超过 2 g/d,多伴血尿、红细胞管裂、高血压及水肿。鉴别诊断有困难时,应行肾活检。

急性间质性肾炎多由药物过敏引起,突然发生少尿和急剧,肾功能减退,伴发热、皮疹、淋巴结肿大,血嗜酸性粒细胞及 IgE 增高,尿沉渣中有较多嗜酸性粒细胞,轻度蛋白尿,血尿及红细胞管型少见。

五、治疗

(一)少尿期的治疗

1.饮食与维持水平衡

应严格限制蛋白质,可给优质蛋白 0.5 g/kg,大量补充氨基酸,补充足够热量,>8 368 kJ/d(2 000 kcal/d),以减轻高分解代谢状态。控制液体入量,每天液体入量应≤前一日排尿量+大便、呕吐、引流液量及创面渗液+500 mL(为不显性失水量-内生水量)。一般认为体温每升高1 ℃,每小时不显性失水量增多0.1 mg/kg。少尿期应严密监测体重、液体出入量、血钠、血钾、中心静脉压、心率、血压、血尿素氮和肌酐。

2.早期解除肾血管痉挛

(1)小剂量多巴胺每 1～4 μg/kg,能扩张肾血管,其单用或与呋塞米合用能有效增加尿量。

(2)静脉滴注甘露醇亦能扩张血管,增加肾血流量和肾小球静脉压,并有助于维持肾小管液流量,防止细胞和蛋白质碎片堵塞肾小管。20%甘露醇 60 mL于 3 分钟内静脉汪射或20%甘露醇 200 mL 于15分钟内静脉滴注。

(3)应用利尿合剂:普鲁卡因 0.5 g、维生素 C 3 g、咖啡因 0.25 g、氨茶碱0.25 g加入 20%葡萄糖200 mL中静脉滴注,也可在此基础上加用罂粟碱 0.03 g或甘露醇 20～30 g,加强其解痉利尿作用。

(4)酚妥拉明 20～40 mg 加入 5%葡萄糖 500 mL 中静脉滴注,滴速以0.1～0.3 mg/min为宜。

3.防止和治疗高钾血症

应严格限制摄入含钾过高的食物,包括橘子、香蕉、海带、紫菜、巧克力、豆类制品等。禁用含钾的药物(如青霉素钾盐、门冬氨酸钾镁等)和保钾利尿剂。避免输注陈旧库存血液和清除体内感染病灶和坏死组织。当血钾高于6 mmol/L时,可应用高渗葡萄糖和胰岛素滴注维持,每 3～5 g 葡萄糖加 1 U

胰岛素;伴有酸中毒者给予碳酸氢钠溶液;钙剂可拮抗高血钾对心肌的毒性;同时可予钠型离子交换树脂口服或灌肠。血钾>7 mmol/L,应采用透析治疗,以血液透析为宜。

4.纠正酸中毒

轻度酸中毒(血 HCO_3^- <15 mmol/L)不必特殊治疗。高分解代谢者酸中毒程度严重,并加重高钾血症,应及时治疗,常予5%碳酸氢钠100~250 mL 静脉滴注,并动态监测血气分析,以调整碳酸氢钠用量,如有心功能不全,不能耐受碳酸氢钠者,则应进行透析治疗。

5.营养支持

营养补充尽可能部分利用胃肠道,重危患者多需要静脉营养,以提供足够热量,使尿素氮升高速度减慢,增强机体抵抗力,降低少尿期病死率,产能减少透析次数。静脉营养液内含 8 种必需氨基酸、高渗葡萄糖、脂肪乳、各种微量元素及维生素。由于其高渗性须由腔静脉插管输入,为避免容量过多致心力衰竭,常需先施行连续性静脉-静脉血液滤过。

6.抗感染治疗

感染是急性肾衰竭的常见并发症,多见于血液、肺部、尿路、胆管等部位感染,应根据细菌培养和药物敏感试验,选用那些对肾无毒性或毒性低的抗生素,并按肌酐清除率调整药物剂量。

7.透析疗法

为抢救急性肾衰竭的最有效措施,可迅速清除体内过多代谢产物,维持水、电解质和酸碱平衡,防止发生各种严重并发症,使患者度过少尿期。透析指征:①少尿或无尿 2 天以上。②血钾>6.5 mmol/L(6.5 mRq/L),内科处理无效者。③血尿素氮>21~28.7 mmol/L(60~80 mg/dL)或血 Cr>530.4 μmol/L(6 mg/dL)。④体液过多,有急性肺水肿、难控制的高血压、脑水肿和充血性心力衰竭征兆。⑤严重代谢性酸中毒,血 HCO_3^- <12 mmol/L(12 mEq/L)。

血液透析适用于:高分解代谢型危重患者,心功能尚稳定,腹膜脏器损伤或近期腹部手术者。腹膜透析适用于:非高分解代谢型,心功能欠佳,有心律失常和血压偏低,血管通道建立有困难,有活动性出血或创伤,老年或儿童患者。连续性动(静)脉-静脉血液滤过对心血管系统影响小,脱水效果好,可有效防止少尿期体液潴留导致肺水肿,并可保证静脉内高营养疗法进行。

(二)多尿期治疗

治疗重点仍为维持水、电解质和酸碱平衡,防止各种并发症。须注意防止脱水、低血钾和低血钙。患者每天尿量多在 4 L 以上,补充液体量应比出量少 500~1 000 mL,尽可能经胃肠道补充。在多尿期4~7 天后,患者可逐渐恢复正常饮食,仍适当地限制蛋白质,直至血尿素氮和肌酐恢复正常。

(三)恢复期治疗

可增加活动量,补充营养,服用中药调治以促进肾功能恢复,避免使用对肾脏有害药物,定期随访肾功能。一般经 3~6 个月可恢复到原来的健康水平。个别患者遗留下永久性肾小球或肾小管功能损害,极少数患者可发展为慢性肾衰竭。

第七章

血液系统急危重症

第一节　急性贫血危象

急性贫血危象指的是入院时或住院期间化验血红蛋白＜50 g/L,常见原因有急性外伤出血、先天性或继发性凝血机制障碍引起的出血、急性溶血和骨髓造血功能障碍或无效应红细胞生成所致。由于血红蛋白迅速下降,导致机体缺氧,出现多器官功能障碍,如心功能不全、肾功能不全、休克等,严重者可致死亡,因此临床上必须予以重视。

一、临床表现

除原发病的表现外,急性贫血危象主要临床表现为进行性面色及皮肤黏膜苍白、肢体乏力、食欲减退、恶心、呕吐、活动性气促、心悸、头晕、烦躁不安或嗜睡、出冷汗、脉搏快而细、四肢末端凉。病情严重者可并发有休克、充血性心力衰竭及急性肾衰竭。

实验室检查最重要的是发现红细胞及血红蛋白值降低至正常值的一半或一半以下。

二、诊断

对于临床上怀疑贫血的患儿,应首先明确是否有贫血,然后考虑是否发生急性贫血危象,此为急诊中的常见症,需紧急处理,最后再进一步明确贫血病因。

(一)是否存在贫血

贫血是指单位容积内血红蛋白和/或红细胞数低于正常的病理状态。由于婴儿和儿童的红细胞数和血红蛋白随年龄不同而有差异,因此诊断贫血时必须参照不同年龄的正常值。根据世界卫生组织的资料,血红蛋白的低限值在 6 个月至 6 岁者为 110 g/L,6～14 岁为 120 g/L,海拔每升高 1 000 米,血红蛋白上升 4%,低于此值为贫血。6 个月以下的婴儿由于生理性贫血等因素,血红蛋白值变化较大,目前尚无统一标准。我国小儿血液会议暂定:血红蛋白在新生儿期 ＜145 g/L,1～4 个月时＜90 g/L,4～6 个月时＜100 g/L者为贫血。但需注意贫血诊断要排除血容量改变(如脱水或水潴留)的因素。

(二)是否为贫血危象

根据外周血血红蛋白或红细胞数贫血可分为四度:①轻度,血红蛋白从正常下限～90 g/L;②中度,血红蛋白为 60～90 g/L;③重度,血红蛋白为 30～60 g/L;④极重度,＜30 g/L。新生儿血红蛋白144～120 g/L为轻度,90～120 g/L者为中度,60～90 g/L为重度,＜60 g/L为极重度。

急性贫血危象指的是患儿入院时或住院期间化验血红蛋白＜50 g/L。

(三)明确贫血病因

对于任何贫血患儿,必须寻找出其贫血的原因,才能进行合理和有效的治疗。因此详细询问病史、全面体格检查和必要的实验室检查是作出贫血诊断的重要依据。实验室为贫血病因诊断的主要手段,但与贫血有关的实验检查项目繁多,应由简到繁,有步骤有针对性进行检查。

三、急救处理

贫血危象的急救处理最基本原则是去除或纠正贫血的病因,并进行积极的对症处理,并应输血以改善其缺氧状态。

(一)一般治疗

吸氧应首当其冲,以纠正因贫血造成全身组织器官缺血缺氧,阻止病情发展。患儿应卧床休息,限制活动,以减少氧耗。密切监护,注意脉搏、呼吸、血压及尿量变化。加强护理,增强营养,给予富含蛋白质、多种维生素及无机盐的饮食,消化道大出血者应暂禁食。

急性贫血危象患儿由于血红蛋白急剧下降,机体抵抗力低,易发感染,感染又可加重贫血,增加氧耗,因此应注意防治感染。

应避免应用影响血液系统的药物,切忌在未弄清诊断前滥用抗贫血药物,对疑有巨幼细胞性贫血的患儿,骨髓检查应在使用叶酸或维生素 B_{12} 前进行,怀疑白血病或淋巴瘤患儿在骨髓检查和/或组织活检前应避免使用肾上腺皮质激素类药物,以免延误诊断及治疗。

(二)病因治疗

对病因明确的贫血,如能去除引起贫血的病因,则贫血可从根本上得以纠正。如外伤性出血应及时清创止血;维生素 K 缺乏引起者给予补充维生素 K_1,每天 10～20 mg,分 2 次静脉注射,连用 3～5 天;由血浆凝血因子缺乏引起者应及时输入血液凝血因子,如因血小板减少引起者必要时输浓缩血小板;由蚕豆病引起者应立即停吃蚕豆及豆制品。由于感染导致的溶血性贫血或患儿抵抗力下降合并肺部和肠道感染,应用抗生素治疗。

(三)输血治疗

急性贫血危象是输血的绝对指征,总的原则是一般可先输等张含钠或胶体溶液以补充血容量,改善组织灌注,然后给予输注浓缩红细胞或洗涤红细胞(强调凡有条件均应输红细胞),每次 5 mL/kg。注意贫血越严重,一次输血量宜越少,且速度宜慢。

对于贫血危象患儿,应根据不同病因给予输血治疗,溶血性贫血患儿致贫血危象,如是 6-磷酸葡萄糖脱氢酶(G-6-PD)缺陷症所致,应避免输入 G-6-PD 缺陷症者的血液,自身免疫性溶血应输入洗涤红细胞,并在输血同时应用大剂量皮质激素,血型不合者应给予换血治疗。由于贫血危象可导致心功能不全,因此首先应判断有无心力衰竭,如有则应抗心力衰竭治疗,应用洋地黄药物,注意剂量不宜太大,然后再输浓缩红细胞。对于外伤后出血所致的贫血危象,应快速大量输血。而慢性贫血基础上出现贫血危象,输血、输液速度不宜过快,过多,以防加重心脏负荷。血红蛋白上升至 70 g/L 以上者可不输血。

(四)保护重要器官功能

1.抗休克

并发失血性休克者,应迅速止血,并补充血容量,常首先使用右旋糖酐 40 或 2∶1 等张含钠液或其他等张含钠液 10～20 mL/kg 快速扩容,然后输注同型全血或浓缩红细胞。并应根据患儿的血压、心率、尿量、周围循环情况、中心静脉压及出血速度和量决定输液和输血量。

2.防治心功能不全

并发心力衰竭者,首选快速类洋地黄制剂,于 24 小时内达到饱和量,并限制液体摄入、在短时间内纠正心力衰竭,必要时应用利尿剂。对并发休克但尚未发生心力衰竭者快速扩容纠酸后给予半量速效洋地黄制剂支持心功能,然后再输血,同时密切观察心率、血压变化。并应护心治疗。

3.肾功能不全的处理

贫血危象所致肾功能损害多为一过性肾前性肾衰竭,主要通过液体疗法来纠正细胞外液量和成分,改善肾血流量,增加肾小球滤过率,对已补足血容量仍少尿者,常规使用呋塞米每次 1～2 mg/kg。治疗中不用收缩肾血管药物。禁用对肾脏有毒性药物。

第二节　溶 血 危 象

溶血性贫血的患儿,由于某些诱因加重红细胞破坏,突然出现一系列明显而严重的大量急性溶血发作的表现,如寒战、高热、烦躁不安,较大儿童能诉腰痛、四肢疼痛、腹痛、少尿或尿闭,血红蛋白大幅度下降、贫血、黄疸骤然加重,肝脾较前明显肿大等称为溶血危象。

一、病因

(一)急性感染

急性感染是最常见的原因,与病原菌毒素对红细胞的直接作用,以及感染时脾脏反应性增加,加强了对循环血液中红细胞的清除,使短时间内大量红细胞在脾脏内破坏。感染时白细胞大量被激活,吞噬入侵的微生物,产生大量具有细胞毒性的氧自由基,这种氧自由基,一方面能杀死入侵的微生物,另一方面也杀死组织细胞,而引起血管内溶血。

(二)蚕豆与药物

在红细胞 G-6-PD 缺陷患儿中,除急性感染可诱发急性溶血外,蚕豆与有氧化作用的药物亦可诱发,前者称蚕豆病,后者称药物性溶血性贫血,G-6-PD 缺陷是发病的内在因素,感染、蚕豆与药物是外在因素,内外因素必须相互作用始能发病。

二、临床表现

(一)症状

起病急骤,患儿突然贫血加重、面色苍白、全身乏力、心悸、气短,随后黄疸深,同时伴寒战、发热、烦躁不安。较大儿童能诉四肢、腰背、腹部及肝脾区疼痛,脾脏明显增大,肝不大或轻度肿大,急性血管内溶血者出现棕红色或酱油色尿,持续 7～14 天后会自然缓解,急性肾衰竭及休克等危重表现,在小儿不多见。溶血危象可反复发作,特别是在新生儿或婴儿。

(二)实验室检查

血红蛋白急剧下降,或原有贫血突然加重。外周血中出现幼稚红细胞,可见豪-周(Howell-Jolly)小体、卡波(Cabot)环、嗜碱性红细胞、多染性或点采红细胞:白细胞数可显著增高,血小板正常。网织红细胞增加更为显著,可达 60%。血清间接胆红素突然或较前明显增高。血管内溶血者,尿液可呈棕红色或酱油色,尿隐血试验和 Rous 试验阳性。骨髓红细胞系增生极度活跃,中、晚幼红细胞显著增高,粒红比例倒置。溶血性疾病有关的实验室检查以确定原发病的诊断。

三、治疗

(一)输血

输血量一般每次 10 mL/kg,但对自身免疫性溶血性贫血所致的溶血危象,输血应采取慎重态度,必要时可输入红细胞悬液或洗涤红细胞 5 mL/(kg·d)。G-6-PD 缺陷的患儿,供血者宜先作 G-6-PD 筛选检查,并应尽量避免采用亲属血,以免输入 G-6-PD 缺陷者的血液,导致再次溶血。

(二)肾上腺皮质激素

有减轻溶血和抑制抗体产生的作用,除治疗自身免疫性溶血而发生的溶血危象外,对疾病本身的治疗亦是首选药物。发病急而症状严重的可给予氢化可的松 10 mg/(kg·d),一般患儿可用泼尼松,剂量为 2～2.5 mg/(kg·d),大剂量泼尼松于出现治疗反应后逐渐减量,于 4 周内停药。

(三)其他

肾上腺皮质激素连用 3 周无效者,应减量并逐渐停药改用其他疗法,如脾切除术或免疫抑制剂如硫唑嘌呤 1.25～2.5 mg/(kg·d),达那唑 15～20 mg/(kg·d)等、对 G-6-PD 缺陷者的应用目前尚有争论,大多认为对控制溶血无明显效果。输液、补碱、纠酸,补钾应特别慎重,以防止高血钾症。去除诱因,南蚕豆或药物引起者,需及时停食蚕豆或停药。伴感染者应用抗生素。

第三节 再生障碍危象

在慢性溶血过程中,突然发生短暂的骨髓红细胞系统生血抑制,而引起一过性的严重贫血称再生障碍危象,与再生障碍性贫血不同。本病为自限性、病程短、预后良好。在缺铁性贫血及恶性营养不良等疾病中亦可见到。

一、病因

慢性溶血性疾病发生再生障碍危象的病因,过去一直不为人所知,直到1981 年 Pattison 等在 6 例呈现再生障碍危象的镰状细胞贫血患儿的血清中发现了人类微小病毒(human parvovirus, HPV)B19,才证明了人类微小病毒与慢性溶血性贫血再生障碍危象的联系。PVB19 为体积微小、无包膜的单链 DNA 病毒,衣壳呈 20 面体立体对称,直径为 20~25 nm,基因组全长为 516 kb,相对分子质量为 $1.55 \times 10^{6} \sim 1.97 \times 10^{6}$,DNA 占病毒体全重的 1/2。X 射线晶体衍射分析重组 B19 样颗粒分辨率为3.5 A,是第一个接近原子状态的红病毒结构。主要衣壳蛋白多肽折叠呈"果冻卷"样,上有类似于其他20 面体的 β 桶式模序,与 β 桶相连的 Loop 区形成的结构特性可以区别 B19 和其他微小病毒。在 8 A 分辨率时,B19 不像犬和猫微小病毒,在三维 20 面体的轴线上缺乏针状突起物,这种针状区所含的氨基酸残基可能与宿主识别和抗原性有关,亦表明在自主微小病毒的亚群间存在明显差异。PVB19 衣壳由 58 kD 主要结构蛋白(VP2)和 83 kD 次要结构蛋白(VP1)构成。VP2 占整个衣壳的 95%,VP1 则占 5%。VP1 和 VP2 来源于重叠的 ORF,其蛋白序列为共线性,即在羧基端完全一样;但 VP1 还包含一个区别于氨基端的、由 227 个氨基酸组成的亚基。VP1 和 VP2 由基因组右侧 ORF 编码,而基因组左侧 ORF 则编码77 kD 的非结构蛋白 NSl。NSl 是一种磷蛋白,具有重要的调节功能,包括解螺旋酶和位点特异性内切酶的活性,以及核定位信号。研究表明,NSl 能影响红系细胞 UT7/Epo-S1 的 G1 阻抑,而非 G2。B19 通过 p6 启动子分别表达结构基因和非结构基因。已有证据表明,NSl 可直接与 p6 启动子和细胞转录因子 Sp1/Sp3 相互作用,以影响转录调控。由于 NSl 的细胞毒作用,目前尚无能在体外持续培养 B19 的细胞系。此外,在被感染细胞中还发现两种多肽的拼接转录。这两种小分子多肽,一个由基因组中段的区域编码,相对分子质量为 7.5,另一个由基因组最右边的区域编码,相对分子质量为

11,但功能不清楚。在 B19 基因组的两末端各由 338 个核苷酸组成反向重复序列,折叠成发夹状结构,此保守序列与病毒的复制有关。PVB19 是一种红病毒(erythrovirus)。近年来至少发现 3 种红病毒株(B19、A6/K71 和 V9)以及 B19 的新基因型。Servant 等建议将 B19 株归类于基因型-1 红病毒,而新发现的 A6 和 K71 分离株归于基因型-2,红病毒 V9 株则归于基因型-3 的原型。V9 株的核苷酸序列与 B19 相比有 12% 的变异。大多数的变异位于 5' 端 VP1 区;但序列变异点并不局限于这一区域,而是散布于整个基因组中。K71 株分离自感染者皮肤,与 B19 和 V9 相比,分别有 10.8% 和 8.6% 的变异。最新的系统发生和进化动力学分析发现微小病毒更类似于 RNA 病毒,存在高变异率,如 B19 红病毒株大约每年每个位点有 $10(-4)$ 个核苷酸被置换。HPV-B19 与其他病毒不同,对热敏感,56 ℃ 30 分钟时,其生物活性明显降低。HPV 的传播方式仍不清楚,最有可能是粪—口、口—口或呼吸道传播,血液及血浆制品亦被认为是一种传播途径,但不是一个主要的途径。HPV 感染往往在家庭内暴发,除慢性溶血性贫血发生再生障碍危象外,家庭中的其他正常成员亦可同时受到感染。

二、发病机制

人是 PVB19 的唯一宿主。B19 感染有严格的组织特异性或亲嗜性,其亲嗜性决定簇和氨基酸残基(317 和 321)位于 20 面体表面的结构域中,决定着病毒-宿主的相互作用。B19 病毒仅在人骨髓和血中原始红细胞(晚期红系前体细胞和红系祖细胞)中复制增殖。在这些细胞表面存在 B19 的受体——P 血群抗原,为红细胞糖苷酯(Gb4),即红细胞膜上的一种中性糖鞘脂类(glycosphingolipids,GSLs),在人体内呈限制性分布,主要存在于红系细胞,也见于血小板以及来自心、肝、肺、肾和内皮的组织以及滑膜上。中性 GSLs 表达及与病毒衣壳结合的组织趋向性,与机体 B19 相关疾病发生部位一致。P 抗原的表达始于胚胎时期,在胎盘的绒毛膜滋养母细胞上能检测到 P 抗原。妊娠前 3 个月,P 抗原呈高表达,4～6 个月开始下降,约第 8 个月时几乎检测不到。B19 通过妊娠早期高水平表达的 P 抗原通路从母体传给胎儿,感染原始红细胞并得以增殖。有学者用 ^{125}I 标记 VP2 蛋白证明了 B19 和绒毛膜滋养母细胞的相互作用是通过 P 抗原介导的。人群中红细胞 P 抗原缺乏者无 B19 感染,但这类人非常少见,大约每 20 万人中有 1 人缺乏 P 抗原。有研究发现细胞 P 抗原表达水平并不与病毒结合效率直接相关。尽管观察到有 P 抗原表达及与病毒结合,但有些细胞系仍不能被 B19 所转染,这表明细胞表面还存在一种协同受体,对于该病毒进入人体细胞是必需的,研究发现多种 β 整合素可能是 B19 感染的协同受体。B19 病毒进入细胞后,在宿主细胞核内复制,形成核内包涵体的大细胞。由于病毒的直接作用或病毒蛋白介导的细胞毒作用,引起感染细胞溶解。NSl 蛋白可能与肿瘤坏死因子和凋亡因子的产生有关,并可通过激活促凋亡蛋白(bax)的过度表达和/或抑制凋亡蛋白(bcl-2)的表达,从而加速感染的组织细胞凋亡。研究表明缺氧[1%(V/V)O_2]能引起 B19 表达的上调,同时伴有病毒复制和感染性病毒体产生的增加。慢性溶血性贫血患儿感染 B19 病毒后,其血清中用电镜可发现病毒颗粒,随后可检出特异性 HPV-IgM,HPV 特异性抗体的检出,除能确诊本病外,并能证实为新近感染。再生障碍危象已见于椭圆形细胞增多症、遗传性球形红细胞增多症、镰状细胞贫血及其他血红蛋白病、丙酮酸激酶缺乏症,以及自身免疫性溶血性贫血等先天性慢性溶血性疾病。

三、临床表现

95%以上的再生障碍危象是由 B19 感染引起的,大多发生在 15 岁以下慢性溶血性疾病的儿童,如镰状细胞贫血和遗传性球形红细胞增多症。正常人 B19 感染后血红蛋白虽暂时下降至 100 g/L 左右,但一般不出现临床症状。约 70% 慢性溶血性贫血患者,由于血红蛋白减少,红细胞生存期缩短,B19 感染能导致再生障碍危象的发生,表现为虚弱、嗜睡和皮肤苍白等,亦偶见皮疹。血红蛋白降至 40 g/L 以下时,网织红细胞缺乏,骨髓细胞学显示细胞系的再生不良或再生障碍,此时可出现发热、寒战、嗜睡及干咳、咽痛、恶心、呕吐、腹痛、腹泻等急性呼吸道和胃肠道症状。因血红蛋白急剧下降,患儿面色苍白、乏力,但无溶血、黄疸或黄疸加重等表现。本症预后良好,多在 7～10 天恢复,常需输血治疗,不然会有生命危险。经治疗症状消退,血液学改变恢复正常。再生障碍危象快速恢复的原因,可能是恢复期产生中和抗体,使 HPV 失去活性的结果。

四、实验室检查

(1)血红蛋白急剧下降或原有贫血突然加重。血红蛋白常降至 20～60 g/L。

(2)白细胞、血小板正常,少数病例两者均减少。

(3)网织红细胞较发病前明显减少,可降至 1% 以下,甚至为 0。

(4)骨髓细胞学:红细胞系统增生受抑制,有核红细胞很少,粒红比例约为 8:1,可见巨大的原红细胞,绝大多数的患儿可发现,是再生障碍危象的特征之一。粒细胞系统可减少或相对增高,巨核细胞在有血小板减少的病例常减少,淋巴细胞往往相对增多。

(5)胆红素不增加甚或减少。

(6)血清铁、血清铁饱和度增加,血中促红细胞生成素增高,当骨髓造血功能恢复时,三者可突然下降。

(7)有关先天性慢性溶血性贫血的实验室检查,以确定原发病的诊断。

(8)细胞免疫的检测:一直以来体液免疫反应被认为是抗 B19 感染的最重要方式,因此 B19 的细胞免疫研究相对滞后。1996 年首次观察到针对大肠埃希菌表达的 VP1、VP2 和 NSl 抗原的 B19 特异 $CD4^+$ T 细胞反应。分析 16 例无 B19 急性感染的献血者(10 例血清学阳性,6 例为阴性)T 细胞反应,经体外 VP2 抗原刺激后,90% 血清学阳性的献血者出现特异性 T 细胞反应;VP1 抗原刺激后有 80% 出现 VP1 介导的特异反应。血清学阳性和阴性的献血者针对 NSl 的 T 细胞增生没有显著性差异。另外发现 HLAII 类特异性单克隆抗体能抑制 T 细胞增殖,表明 B19 的效应 T 细胞群是 $CD4^+$ T 细胞。在外周血单个核细胞(PBMC)中去除 $CD4^+$ 或 $CD8^+$ T 细胞以及刺激残余细胞群亦证实了这一结果。有人采用 B19 候选疫苗、B19 重组蛋白以及 VP1 和 VP2,在近期和既往 B19 感染者 PBMC 中观察到显著的体外 T 细胞反应。近期感染者中针对 B19 衣壳的 T 细胞反应非常显著,平均 T 细胞刺激指数(SI)为 36;既往感染者的 T 细胞刺激率也与之相似,血清学阴性者的 SI 值大约为 3.3,而所有 T 细胞反应群均为 $CD4^+$ T 细胞。采用 MHC 四倍体复合物结合法,检测 21 例健康志愿者、HIV 感染者的成人和儿童针对 NSl 表位的 $CD8^+$ T 细胞特异性识别的免疫反应,其中 16 例志愿者为 HLA 相匹配(HLAB35),6 例不匹配。63% 相匹配者中出现特异性 $CD8^+$ T 细胞反应。采用干扰素-1(IFN-1)ELI 斑点法也在上述人群中观察到 72% 相匹配者的 T 细胞反应;还发现健康人群和 HIV 感染者的 B19 特异性 $CD8^+$ T 细胞水平相似。上述结果表明细胞毒性 T 细胞在对抗 B19 感染中起到重要的作用,而 B19 特异性的 T 细胞反应可提供诊断 B19 既往感染的新方法。评估 T 细胞反应对认识 B19 感染的机制非常重要。有人发现 1 例持续性 B19 感染的 AIDS 患者,在 B19 感染恢复中没有出现特异性抗体反应。用 IFN-γELI SPOT 和四倍体结合法,在 2 例健康成人和 2 例 B19 阴性的 HIV 感染者中进一步观察到 B19 特异的 $CD8^+$ T 细胞反应。提示在没有体液免疫反应的情况下存在细胞免疫反应,更表明细胞免疫在抗 B19 病毒感染中的重要作用。

(9)细胞因子的检测:细胞因子的遗传多态性可能影响 B19 感染者的临床症状,如转化生长因子 β(TGF2β)等位基因与 B19 急性感染时皮疹的发生有关;而 IFN-γ 等位基因则与 B19NS1 抗体的产生有关。有报道在急性 B19 感染者体内观察到明显的 T 细胞转录激活现象,引起白细胞介素(IL)-1β、IL-6 和 IFN-γ 的 mRNA 水平增高。研究急性 B19 感染者血清发现,急性期IL-1β、IL-6、IFN-γ 和肿瘤坏死因子-α(TNF-α)分泌,且 IFN-γ 和 TN-Fα 维持高水平,并在 2 个月至 3 年后仍可检测到。NS1 蛋白的表达可引起许多培养细胞(包括造血细胞系和人脐静脉内皮细胞)中炎性细胞因子 IL-6 水平的增高,IL-6 与滑膜细胞增生和关节炎有关。在风湿性关节炎患者的关节中发现高水平的 IL-6 和其他炎性细胞因子,抗 IL-6 抗体能抑制风湿性关节炎的临床症状。近期 B19 感染的儿童与恢复期成人相比,体内 T 辅助细胞(Th₁)产生 IFN-γ 减少,IL-2 则无影响。在 B19 相关性急性心肌炎的婴儿体内可检测到高水平的 IL-6、IFN-γ、TNF-α 和 IL-8。在 B19 抗体阴性的孕妇中观察到 IFN-γ 和 IL-2 的体外生成较健康非孕者低,说明孕妇的免疫反应可能出现双抑制,因而增加了胎儿感染 B19 的危险。此外,在 B19 血清学阳性的孕妇,母体和胎儿体内 IL-2 的水平可以决定妊娠结果,胎儿高水平的 IL-2 预示妊娠结局不良。

五、并发症

PVB19 能引起传染性红斑(erythema infectiosum,EI)又称第五病、自发性流产和急性关节炎等多种临床疾病综合征。

(一)宫内感染

妊娠期 B19 感染会导致严重并发症,包括胎儿贫血、自发性流产、非免疫性胎儿水肿(NIHF)和宫内死亡(IUFD)。30%～40% 的女性血清抗体阴性,为易感者。胎儿垂直感染率为 33%,甚至可高达 51%。欧洲每年新生婴儿约为 400 万,而 30% 的孕妇 B19 抗体阴性,所以每年超过 120 万孕妇为易感者。假定总感染率和胎儿流产率为 0.2%,保守估计每年有将近 3 000 例胎儿流产。疾病暴发时,学校里感染率为 25%,家中感染率为 50%。孕妇感染 B19 的 2 周后可出现 NIHF,10%～20% 的 NIHF 病例与 B19 感染有关。而与胎儿水肿相关的 IUFD 病例常发生于妊娠第 4～6 个月。B19 感染关键时期在怀孕前 16 周内,多数胎儿死亡病例发生在妊娠第 4～6 个月。此时胎儿免疫系统发育不成熟,且 B19 只感染原始红系细胞,胎儿体内红细胞寿命短,红细胞大量生成造成容积迅速扩大 3～4 倍。B19 可诱导细胞凋亡,最终抑制红细胞生成,导致严重的胎儿贫血。妊娠期 PCR 筛查是诊断 B19 宫内感染最敏感的方法。

(二)关节病

B19 感染常引起关节炎和关节痛,主要侵犯手、腕和膝部小关节,女性

（60％）多于男性。平均 50％的传染性红斑患者有长达 1 个月以上的持续关节症状，多数症状在 3 周内消退，对关节无任何损害。但约 20％的女性会出现持续性或复发性关节病。大约有 75％合并皮疹。发病者多数都有近期 B19 感染史和血中高水平抗 B19 抗体。研究发现 B19 相关性关节炎与患者人类白细胞抗原（HLA）单倍体有关，HLA DR4 或 B27 的个体最易患。关节炎的发病机制尚不清楚，其症状通常出现在 B19 特异性抗体产生之后，可能是由于免疫复合物所致。B19 可侵入具有 B19 受体、但分裂不活跃的细胞，导致细胞毒性 NSl 蛋白过量表达，引起炎性细胞因子前体的分泌增加，最终会引起炎症和细胞损伤。这些改变常见于 B19 相关性关节炎和 B19 引起的自身免疫紊乱患者。B19 亦可能由抗磷脂抗体介导参与诱导自身免疫反应，在 B19 持续感染者体内发现有这种抗体。

六、诊断

(一)B19 抗体的检测

B19 抗体的检测是目前诊断 B19 感染和流行病学调查的主要方法。病毒血症出现在感染 1 周后，通常持续 5 天。在病毒血症后期（感染第 10 或 12 天）可检测到 B19 特异性 IgM 抗体，持续 5 个月以上，大约在感染 15 天后能检测到特异性 IgG 抗体，并维持高滴度数月，或长期存在体内。临床症状出现后的短时期内可检测到 IgA 抗体。抗体的产生与病毒的清除有关，对大多数免疫功能正常的个体，B19 感染所产生的抗体可以预防 B19 相关疾病的发生。

(二)抗原的选择

近期或既往 B19 感染的准确诊断有赖于采用真核表达（杆状病毒表达系统）的衣壳蛋白进行特异性抗体检测，或采用 PCR 筛查血浆标本。而以大肠埃希菌表达的 B19 蛋白为靶抗原的抗体检测会出现假阴性，因为原核表达蛋白在操作过程中易发生变性，从而失去构象性表位。杆状病毒真核表达系统的优点在于能直接进行翻译后的蛋白折叠，对产生可溶性的、构象完整的 VP2 衣壳蛋白非常关键。VP1 与 VP2 蛋白不同，不产生可溶性衣壳结构，但可表达"构象完整"的衣壳，能维持天然病毒的构象性表位。现已完成真核表达系统 VP1 和 VP2 的共表达，产生无病毒核酸的空衣壳，其抗原性与天然病毒颗粒相似。这种具有共同衣壳蛋白的构象性表位，对于准确检测 B19 感染非常重要。

(三)B19 IgM 的检测

急性 B19 感染可检出特异性 IgM 抗体。针对 VP1 和 VP2 线性表位及构象性表位的 IgM 抗体,通常在感染后第 7～10 天出现;而针对 VP1 和 VP2 构象性表位和针对 VP1 线性表位的 IgM 抗体在感染后以相同的频度同时出现。同时还发现,针对次要衣壳蛋白(VP1)的 IgM 抗体可在感染后维持较长时间。VP1 抗体可能不是诊断急性 B19 感染的合适指标。诊断 B19 感染时,衣壳蛋白构象性表位的 IgM 反应性没有差别,且 VP1 和 VP2 天然抗原和线性抗原的 IgM 反应性也无差别。目前还没有 B19 IgM 抗体制备的国际标准。利用 B19 重组 VP2 蛋白检测人血清或血浆中的特异性 IgM 抗体,其敏感度为 89.1%,特异性为 99.4%,广泛用于近期 B19 感染诊断,特别是检测免疫缺损者和儿童低滴度 B19 特异性 IgM 抗体。检测 B19 病毒 NS1 蛋白 IgM 抗体可作为近期 B19 感染的标志。用 ELISA 检测发现27.5%(11/40)的 VP2 IgM 抗体阳性的标本也含有 B19 NS1 IgM 抗体;但采用 Westernblot 分析时,没有出现 NS1 IgM 抗体反应,表明构象性表位对于检测非常关键。检测 B19 病毒 NS1 IgG 和 IgM 抗体对诊断急性感染也非常有意义,是对常规以 B19 衣壳蛋白作为诊断抗原的补充。

(四)B19 IgG 的检测

既往感染可检查 B19 IgG 抗体,主要是 VP1 和 VP2 构象性表位的 IgG 抗体。IgG 抗体的产生伴随着 IgM 抗体的下降。感染后针对 VP1 和 VP2 构象性表位的 IgG 抗体持续存在;但针对 VP1 和 VP2 线性表位的抗体却在感染后下降(VP2 抗体下降突然,而 VP1 抗体则下降缓慢)。针对 VP2 线性表位的抗体通常在感染后 6 个月内消失,其初始反应直接针对一种急性期血清中的七肽(第 344/350 位氨基酸)。过去认为 VP1 蛋白,尤其是 VP1 独特区域是抗原决定簇,因此对血清学检测非常关键。现已经证实,即使在没有 VP1 独特区 IgG 抗体时,VP2 的抗体亦一直存在。尽管针对 B19 衣壳蛋白线性表位的抗体反应会消失,但针对两种衣壳蛋白构象陆表位的抗体会持续存在。经 FDA 批准的 B19 IgG 抗体(作为既往感染的标志)检测试剂盒采用微孔板免疫分析法,以杆状病毒系统表达的 VP2 来检测 B19 病毒和红病毒 V9 IgG 抗体,要比大肠埃希菌表达的 VP1 免疫试验盒检测准确、可靠。研究发现检测 B19 NS1 抗体有助于 B19 感染的诊断。既往感染的对照组和慢性感染患者 NS1 IgG 抗体水平没有显著差异。采用大肠埃希菌表达系统调查近期感染的孕妇血清,其 NS1 IgG 抗体检出率最高(61%)。近期感染的标本几乎都有 NS1 IgG 抗体反应。当病毒被清除时,NS1 特异性 IgG 抗体反应开始下降。因此,在检测抗 VP2 线性表位抗体 IgG 的同时,检测 NS1 IgG 抗体,可作为近期感染的标志。目前采用B19 衣壳蛋白 VP2 检测 IgM 和 IgG 抗体是免疫学检测方法中最可靠的。当联合应用 VP2 和

NSl 蛋白进行检测时,IgG 和 IgM 抗体的检出可能有助于诊断 B19 近期感染。同样采用 VP2 检测红病毒 V9 抗体也是可行的。

(五)PCR 检测 B19 DNA

PCR 可作为临床 B19 抗体筛查的补充,并能提高 B19 诊断的敏感性,但应用时必须特别慎重,因为:①B19 感染常出现高浓度的病毒血症,形成大量复制拷贝,可能会引起其他组织 PCR 假阳性,尤其是采用巢式 PCR 检测时;②B19 DNA 的检出并不一定表示急性感染;③许多 PCR 采用敏感性不明确的内部引物对;④因序列间的差异微小,可能会出现非 B19 病毒株的假阳性(如红病毒 V9、K71 或者 A6);⑤许多抽提技术只适合从血清或仅从血浆中而不适合从固体组织(如胎盘或胎儿组织)纯化 DNA。急性 B19 感染时,病毒滴度能达到相当于每毫升血约 1 012 基因组当量。免疫力正常的个体,在感染至少一个月后可以检测到病毒 DNA。慢性 B19 感染时,在体内无 B19 IgM 或 IgG 抗体情况下,病毒可持续存在。免疫力正常机体 B19 DNA 可长时间维持在低水平。因此,采用定性 PCR 检测 B19 DNA 并不总能表示近期感染。采用实时定量 PCR 追踪从急性感染到恢复期的 B19 DNA,急性期病毒载量可达 8.8×10^9 基因组当量/毫升血,而特异性抗体 IgM 阳性,IgG 则为阴性。恢复期病毒载量下降至 95 基因组当量/毫升血,IgM 抗体消失,构象性 IgG 抗体反应增强,此后的标本则查不到 B19 DNA。免疫力正常的宿主清除 B19 DNA 非常缓慢,这使定性 PCR 很难鉴别近期感染或慢性感染。世界卫生组织(WHO)建立了微小病毒 B19 检测的国际标准(NIBSC 99/800)。采用 WHO 标准,联合应用 PCR-ELISA 可以检出低至 1.6×10^3 IU/mL 的 B19 DNA;而用实时定量 PCR 可以达到15.4 IU/mL 的灵敏度。这些标准化的方法不仅可以用于实验室诊断,也可以用于血浆和血制品的快速筛查,还可以用于确定 B19 DNA 含量和提高产品的安全性。PCR 还可以在 B19 DNA 阴性但有 B19 感染临床症状的患者中筛查红病毒 V9。巢式 PCR 法同时可以精确扩增 V9 和 B19 DNA,该法先用一对通用引物进行第一轮扩增,然后用不同引物对 B19 和 V9 进行随后的扩增。而 TaqMan 系统则能检测 3 种基因型的 B19 病毒。

(六)病毒颗粒

电镜可以直接在患儿血清中看到。

七、治疗

(1)对贫血严重者给予输血,更昔洛韦治疗,激素治疗等。

(2)治疗原有的慢性溶血性贫血。

第四节　暴发性紫癜

暴发性紫癜(purpura fulminans,PF)又名坏疽性紫癜、坏死性紫癜、出血性紫癜,是儿科危重症,病死率目前仍高达40%以上,主要为广泛血管内血栓形成,临床表现酷似弥散性血管内凝血(DIC)。

一、临床表现

为突然迅速进展的对称性皮肤紫癜,累及全身皮肤,以下肢密集,与其他暴发性皮肤损伤不同的是皮疹可在几小时内由瘀点迅速增大融合为直径为数厘米的瘀斑,基底肿胀坚硬与周围组织分界清楚,颜色由鲜红渐变为暗紫色,坏死后成为黑色焦痂,浆液坏死区发生水疱或血疱,可融合成大疱,发疹的肢体可出现明显肿胀疼痛,主要死亡原因为器官功能衰竭、DIC、肾出血。本病病因不明,可发生于以下三种情况:急性感染引起的急性感染性暴发性紫癜,遗传性或获得性蛋白C缺陷或其他凝血障碍所致的凝血障碍性暴发性紫癜,以及原因不明的特发性暴发性紫癜。

二、治疗

目前治疗主张置重症监护室进行综合治疗,包括抗生素、类固醇激素、液体复苏、儿茶酚胺等的治疗,以及低血钙、低血糖的防治,至于抗凝血酶、蛋白C、组织纤溶酶原活性因子、血管扩张药的治疗尚有争议。

(一)抗感染治疗

暴发性紫癜的主要病因为细菌感染,以脑膜炎球菌败血症最为常见,肺炎球菌、A组溶血性链球菌、流感嗜血杆菌、肺炎克雷伯杆菌、金黄色葡萄球菌也可引起,有学者主张在无病原学证据之前,对有感染征象且伴有皮肤瘀斑的患儿,首选第三代头孢菌素或联合使用能覆盖上述主要病原菌的抗生素治疗早期PF,一旦病原菌明确后再重新调整抗生素,研究报道,早期有效使用抗生素可以使PF总体死亡率从70%降至40%。值得注意的是,水痘带状疱疹病毒、EB病毒等病毒感染也可并发暴发性紫癜,对于病毒感染患儿,早期抗病毒治疗有助于疾病康复。

(二)蛋白C或活化蛋白C替代治疗

蛋白C是一种具有抗凝活性的维生素K依赖蛋白酶,近来发现蛋白C(proteinC)基因突变,导致血浆蛋白C缺陷或其活性下降,易于发生微血管内血栓形成,与严重感染合并暴发性紫癜密切相关,是患者发生PF的根本原因,因此,提出在抗感染和抗休克的同时,使用外源性蛋白C或活化蛋白C(APC)替代治疗,有助于凝血失衡纠正,可以减轻PF的组织损伤。临床使用重组人活化蛋白C(rhAPC商品名)Drotrecoginalfa具有抗凝、抗炎活性,研究发现中心静脉持续给药每小时24 μg/kg,持续96小时,可使蛋白C活性增加,凝血功能改善,使用安全,并且发现血小板小于$30×10^9$/L并非绝对禁忌。Fourrier等通过对15例脑膜炎球菌并暴发性紫癜患者研究发现所有患者血浆蛋白C水平明显降低,给予蛋白C替代治疗获得了较好疗效,并且发现蛋白C替代治疗时最小负荷剂量为250 IU/kg,每天维持剂量分别为200 IU/kg,没有发现任何不良反应。至于蛋白C治疗的最佳时期、最佳给药剂量仍需进一步研究。此外,单纯同源蛋白C缺陷,新鲜冷冻血浆可以有效替代。

(三)抗凝血酶Ⅲ(AT-Ⅲ)

PF时抗凝血酶Ⅲ减少,予抗凝血酶Ⅲ替代治疗,可促其恢复正常,改善DIC,且可促进脑膜炎球菌PF血浆蛋白C水平升高。另有研究发现所有脑膜炎球菌并暴发性紫癜患者抗凝血酶水平明显降低,给予抗凝血酶替代治疗获得了较好疗效,并且发现AT替代治疗时最小负荷剂量为150 IU/kg,每天维持剂量分别为150 IU/kg,安全有效。

(四)重组组织纤溶酶原活性因子(rt-PA)

PF时,纤溶酶原活性抑制因子浓度增加,纤维蛋白沉积,血管内血栓形成,多器官功能衰竭,rt-PA有助于溶解血栓、改善外周灌注,半衰期5分钟,剂量为每小时0.25～0.5 mg/kg,重复使用,对脑膜炎球菌PF治疗有助。但Zenz等通过对62例需要截肢或伴有顽固性休克的PF患儿使用rt-PA研究发现,其中5例患儿并发颅内出血,因缺乏对照,使用rt-PA是否引起出血尚不能确定。

(五)肝素

对处于高凝状态的患儿,肝素与抗凝血酶Ⅲ结合抑制血栓形成,减轻皮肤坏死,早期可持续滴注肝素100～200 U/(kg·d)或低分子肝素75 U/(kg·d),同时输注新鲜冷冻血浆和抗凝血酶Ⅲ,使用时须注意肝素耐受、停药后反复、血小板减少和出血等现象。但也有学者认为其并无肯定疗效。

(六)外科治疗

部分 PF 患儿经内科抢救存活后,虽然生命体征基本稳定,但约 90%患儿全层皮肤软组织坏死,有时可深达肌肉、骨骼,愈后残留瘢痕,需要外科进一步处理,包括筋膜切开术、截肢术、皮肤移植术。外科治疗分为二期,一期清创、植皮、截肢,二期松解肌肉挛缩、治疗残肢溃疡,及时外科清创、截肢对降低死亡率起关键作用。PF 时肢体肿胀,可引起筋膜腔综合征,并发横纹肌溶解使器官功能恶化,故所有患者都要监测筋膜腔压力,当筋膜腔压力大于 4.0 kPa(30 mmHg)时,立即实行筋膜腔切开术。尽早实施筋膜切开术,可能减轻软组织坏死的深度,减少截肢。此外,对有遗传性 PC 基因突变的患儿,在手术、外伤、感染时可及时给予 PC 或 APC 制剂,以预防 PF 的发生。

总之,目前暴发性紫癜的治疗是包括原发疾病在内的一系列综合治疗,其中支持治疗、有效的血液成分(包括新鲜冷冻血浆及凝血因子)、抗感染仍是主要的治疗手段,蛋白 C、抗凝血酶Ⅲ缺陷时给予蛋白 C、抗凝血酶Ⅲ替代治疗。鉴于血栓和出血这一矛盾,抗凝剂的使用仍有争议,且剂量必须个体化。容量负荷过重时可考虑采用血浆去除术,难治病例可试用甲泼尼龙冲击或免疫抑制剂环磷酰胺治疗。随着继发感染的控制、支持治疗,以及其他治疗方法的应用,原发性 PF 死亡率明显降低;感染合并暴发性紫癜,液体复苏、抗生素及血管活性药应用非常重要,纠正酸碱失衡、电解质紊乱、早期给氧、机械通气有助于疾病康复。

第五节　弥散性血管内凝血

弥散性血管内凝血(DIC)是一种继发于多种疾病的出血综合征。在一些致病因素的作用下,血液中的凝血机制被激活,启动凝血过程,在毛细血管和小动脉、小静脉内大量的纤维蛋白沉积,血小板凝集,从而产生广泛的微血栓。由于凝血过程加速,大量的凝血因子和血小板被消耗,纤维蛋白溶解系统被激活,产生继发性纤溶亢进,临床上表现为广泛性出血倾向、微循环障碍、栓塞表现及溶血等。

一、诊断

(一)病史

常有原发病的病史,诱发弥散性血管内凝血的常见原发病有以下几方面。

1.各种感染

如细菌、病毒及疟原虫等。

2.组织损伤

如外科大手术、严重外伤、挤压伤、严重烧伤等。

3.免疫性疾病

如溶血性输血反应、流脑等所致的暴发性紫癜等。

4.某些新生儿疾病

如新生儿寒冷损伤综合征、新生儿窒息、新生儿溶血、新生儿呼吸窘迫综合征等。

5.其他

如巨大血管瘤、急性出血性坏死性小肠炎等。

(二)临床表现

有原发病的症状和体征,且有下述表现。

1.出血

皮肤黏膜出血,注射部位或手术野渗血不止,消化系统、泌尿系统、呼吸系统出血。

2.休克

一过性或持续性血压下降,不能用原发病解释的微循环衰竭。婴幼儿常为精神萎靡、面色青灰、黏膜发绀、肢端冰冷、尿少等。

3.栓塞

表现为各脏器(如肾、肺、脑、肝等)功能障碍,出现如血尿、少尿、无尿或肾衰竭、发绀、呼吸困难、昏迷、抽搐、黄疸、腹水等。

4.溶血

表现为高热、黄疸、腰背痛及血红蛋白尿。

(三)辅助检查

由于凝血及纤溶系统均受累,有多种出、凝血方面检查的异常,主要诊断指标有以下几项。

1.血小板计数

血小板数量低于正常或进行性下降。

2.凝血酶原时间和白陶土部分凝血活酶时间

凝血酶原时间(PT)延长 3 秒以上或白陶土部分凝血活酶时间(KPTT)延长

10秒以上。

3.纤维蛋白原

低于1.6 g/L(肝病DIC时小于1 g/L),或进行性下降。

4.血浆鱼精蛋白副凝试验(3P试验)

阳性或FDP大于20 mg/L(肝病DIC时,FDP大于60 mg/L)。

5.血片中破碎红细胞

数值可大于20%。

(四)诊断标准

存在易引起DIC的基础疾病,有出血、栓塞、休克、溶血表现,或对抗凝治疗有效,则要考虑DIC的可能性。实验室检查中的主要指标如有3项或3项以上异常即可确诊。如异常者少于3项,则做进一步检查帮助确诊。DIC低凝期及纤溶亢进期用上述指标确定,而高凝期因持续时间很短,临床不易发现,如在高凝期做检查,则表现为抽血时血液易凝固、凝血时间缩短、AFYF缩短,血小板数可正常或稍增高,纤维蛋白原正常或稍增高。

第五届中华血液学会全国血栓与止血学术会议制订的诊断标准如下。

1.临床表现

(1)存在易引起DIC的基础疾病。

(2)有下列两项以上表现:①多发性出血倾向;②不易用原发病解释的微循环衰竭或休克;③多发性微血管栓塞的症状和体征,如皮肤、皮下、黏膜栓塞坏死及早期出现的肾、肺、脑等脏器功能不全;④抗凝治疗有效。

2.实验室检查

(1)主要诊断指标同时有下列3项以上异常:①血小板计数低于100×10^9/L或呈进行性下降(肝病、白血病患者要求血小板数低于50×10^9/L),或有下述两项以上血浆血小板活化产物升高:β血小板球蛋白(β-TG);血小板第4因子(PF_4);血栓素B_2(TXB_2);颗粒膜蛋白(GMP)140。②血浆纤维蛋白原含量小于1.5 g/L或进行性下降或超过4 g/L(白血病及其他恶性肿瘤小于1.8 g/L,肝病小于1.0 g/L)。③3P试验阳性或血浆FDP大于20 mg/L(肝病时FDP大于60 mg/L),或D-二聚体水平升高或阳性。④凝血酶原时间缩短或延长3秒以上,或呈动态变化(肝病者延长5秒以上)。⑤纤溶酶原含量及活性降低。⑥抗凝血酶Ⅲ(AT-Ⅲ)含量及活性降低。⑦血浆因子Ⅷ:C活性低于50%(肝病患者为必备项目)。

(2)疑难病例应有下列一项以上异常:①因子Ⅷ:C降低,vWF:Ag升高,

Ⅷ：C/vWF：加比值降低。②血浆凝血酶-抗凝血酶试验（TAT）浓度升高或凝血酶原碎片 $1+2(F_{1+2})$ 水平升高。③血浆纤溶酶与纤溶酶抑制复合物（PIC）浓度升高。④血（尿）中纤维蛋白肽 A（FPA）水平增高。

二、鉴别诊断

与其他类似的微血管性溶血性贫血如血栓性血小板减少性紫癜和溶血尿毒综合征鉴别。

三、治疗

(一)一般治疗

治疗引起 DIC 的原发病。

(二)特异性治疗

1.肝素

(1)一般在 DIC 的早期使用,应用肝素的指征有以下几方面。①处于高凝状态者;②有明显栓塞表现者;③消耗性凝血期表现为凝血因子、血小板、纤维蛋白原进行性下降,出血逐渐加重,血压下降或休克者;④准备补充凝血因子如输血或血浆,或应用纤溶抑制药物而未能确定促凝物质是否仍在发挥作用者。

(2)以下情况应禁用或慎用肝素:①颅内出血或脊髓内出血、肺结核空洞出血、溃疡出血;②有血管损伤或新鲜创面者;③DIC 晚期以继发性纤溶为主者;④原有重度出血性疾病,如血友病等;⑤有严重肝脏疾病者。肝素 60～125 U/kg,每 4～6 小时 1 次,静脉注射或静脉滴注,用药前后监测试管法凝血时间（CT）,如果 CT 延长 2 倍以上,则应减量或停用,肝素过量者用等量鱼精蛋白中和。

2.抗血小板聚集药物

常用于轻型 DIC、疑似 DIC 而未肯定诊断者或高凝状态者,常用药物有以下所述。

(1)阿司匹林:10～20 mg/(kg·d),分 2～3 次口服。用到血小板数恢复正常数天后才停药。

(2)双嘧达莫:5 mg/(kg·d),分 2～3 次口服,疗程同阿司匹林。

3.抗凝血因子

(1)抗凝血酶Ⅲ:常用于 DIC 的早期,补充减少抗凝血酶Ⅲ量,其有抗凝血酶及抑制活化的 X 因子的作用,能保证肝素的疗效。常用剂量为首剂 80～

100 U/kg,1小时内滴完,以后剂量减半,12小时1次,连用5天。

（2）蛋白C浓缩剂:对感染等所致的内毒素引起的DIC,应用蛋白C浓缩物可以提高肝素的疗效。

4.其他抗凝制剂

脉酸酯、MD-850、刺参酸性黏多糖、重组凝血酶调节蛋白、水蛭素等均有抗凝血作用,可用于DIC早期即高凝期。

5.血液成分输注

有活动性DIC时,可补充洗涤红细胞、浓缩血小板、清蛋白等。如果DIC过程已停止,或者肝素化后仍持续出血,应该补充凝血因子,可输注新鲜血浆、凝血酶原复合物。

6.抗纤溶药物

在DIC早期,为高凝状态时禁用抗纤溶药物,当病情发展到以纤溶为主时,可在肝素化的基础上慎用抗纤溶药,如EACA、PAMBA等。

（三）对症治疗

（1）改善微循环:①低分子右旋糖酐。②血管活性药物如消旋山莨菪碱、多巴胺等。

（2）纠正酸中毒及水、电解质的平衡紊乱。

四、疗效评价

（一）预后评估

DIC的预后与原发病表现、DIC治疗早晚等因素相关。

（二）痊愈标准

1.痊愈

（1）出血、休克、脏器功能不全等DIC表现消失。

（2）低血压、瘀斑等体征消失。

（3）血小板计数、纤维蛋白原含量以及其他实验室指标全部恢复正常。

2.显效

以上3项指标中,有2项符合要求者。

3.无效

经过治疗,DIC症状和实验室指标无好转,或病情恶化死亡者。

第六节　急性白血病

急性白血病（AL）是造血干细胞的恶性克隆性疾病。主要表现为贫血、出血、感染和浸润等征象。发病时骨髓中异常的原始细胞及幼稚细胞（白血病细胞）大量增殖并广泛浸润肝、脾、淋巴结等各种脏器，抑制正常造血。急性白血病分为急性淋巴细胞白血病（ALL）和急性非淋巴细胞白血病（ANLL）。

一、诊断要点

（一）病史

1.现病史

询问患者有无进行性加重的头晕乏力，有无活动后气急、胸闷和心慌，有无发热，如有，应询问是低热还是高热，有无多汗，有无扁桃体炎、咽峡炎、牙周炎和肺炎的症状，有无肛周炎和肛周脓肿的表现。有无出血征象，如皮肤瘀点瘀斑、鼻出血、牙龈渗血等，女性有无月经增多或淋漓不尽。有无头痛、恶心、呕吐、肢体瘫痪或神志不清的表现。有无牙龈肿胀。注意询问患者有无肋骨、眼眶、胸骨肿块，有无睾丸肿大。

2.既往史

尽管绝大部分患者既往体健，但就诊时应详细询问是否有不明原因的或经久不愈的贫血，以及反复感染、发热、骨关节疼痛史；是否有银屑病史，如有，是否曾长期使用过乙双吗啉治疗；是否曾使用过氯霉素、保泰松或抗肿瘤药物，是否曾接触过电离辐射。

3.个人史

是否有长期接触含苯化合物的职业史。

4.家族史

患者家族中有无恶性肿瘤及白血病病史，是否有近亲结婚史，是否有先天愚型史，如有，则易患本病。

（二）症状

各种类型的急性白血病共同的症状均有发热、感染、出血、贫血；同时有白血病细胞浸润组织器官的相应症状，如骨痛等。

(三)体征

本病体征多见肝、脾、淋巴结大,胸骨压痛,牙龈增生,巨舌,浸润皮肤可有结节、溃疡等。

(四)检查

1.血常规检查

绝大多数初诊患者已有不同程度的血红蛋白或红细胞计数减少,呈正常细胞性贫血。发病早期血小板数可正常或稍低,但随着病情发展,血小板均有明显减少。白细胞数量变异较大,大多数患者增高,超过$10 \times 10^9 / L$者称为白细胞增多性白血病。也有白细胞计数正常或减少,低者可$<1.0 \times 10^9 / L$,称为白细胞不增多性白血病。外周血出现较多的各系列的白血病细胞(原始细胞和早幼粒细胞/幼稚细胞)是诊断急性白血病的重要依据之一,但白细胞不增多型患者的血片上很难找到原始细胞。

2.骨髓检查

骨髓检查是诊断 AL 的主要依据和必做检查。FAB 协作组提出原始细胞占全部骨髓有核细胞≥30%为 AL 的诊断标准。多数病例骨髓检查有核细胞显著增多,主要是白血病性的原幼细胞。因较成熟中间阶段细胞缺如,并残留少量成熟粒细胞,形成所谓"裂孔"现象。正常的幼红细胞和巨核细胞减少。约有10%急性非淋巴细胞白血病骨髓增生低下称为低增生性急性白血病。白血病性原始细胞形态常有异常改变,如胞体较大,核质比例增加,核的形态异常(如切迹、凹陷、分叶等),染色质粗糙,排列紊乱,核仁明显,分裂象易见等。Auer 小体较常见于急性粒细胞白血病细胞质中,急性单核细胞白血病和急性粒-单核细胞白血病细胞质中有时亦可见到,但不见于急性淋巴细胞白血病。因而 Auer 小体有助于鉴别急淋和急性非淋巴细胞白血病。

3.免疫分型

ML-M$_5$型 ANLL 中 CD13 和 CD33 大多阳性,M$_4$和 M$_5$型 ANLL 中,CD14可表达阳性,CD41 阳性者仅见于 M$_7$型。T 细胞性 ALL 中,一般可见 CD2 和 CD7 表达阳性,B 细胞性 ALL 中,一般可见 CD19 和 HLA-DR 表达阳性,CD33 在两种不同细胞类型的 ALL 中均不表达。

4.染色体核型分析

常伴有特异性染色体核型改变。M$_2$型可见 t(8;21)(q22;q22);M$_3$型可见 t(15;17)(q22;q21);M$_{4EO}$可见 inv/del(16)(q22)等。5%～20% ALL 患者可见

Ph 染色体，即 t(9；22)(q34；q11)；L$_3$ 型的 B 细胞 ALL 中，易见 t(8；14)(q24；q32)核型改变。

5.融合基因检测

M$_2$ 型可见 AML/ETO，M$_3$ 型可见 PML/RARα，M$_{4EO}$ 可见 CBFB/MYHll，M$_5$ 型可见 MLL/ENL 等。Ph 阳性的 ALL 患者融合基因检测可见 Bcr/Abl 表达，L$_3$ 型（B 细胞）ALL 上可见 MYC 与 IgH 并列。

6.血液生化检查

乳酸脱氢酶和尿酸可升高，部分患者可见肝、肾功能损害，低蛋白、血糖增高，凝血酶原时间(PT)、凝血酶时间(TT)、部分凝血活酶时间(APTT)也可有不同的改变。

二、治疗原则

(一)一般治疗

(1)早期、足量、联合、强化、髓外白血病的预防和治疗及个体化治疗。

(2)治疗步骤：诱导化疗、缓解后化疗、根治性化疗。

(二)药物治疗

(1)针对患者的具体情况设计化疗方案，药物剂量和适宜的化疗间歇时间，尽量选择不良反应小，疗效好的药物。

(2)应根据白血病细胞体外药敏试验，血药浓度和药物动力学指导化疗。

三、治疗方案

(一)一般治疗

1.抗感染治疗

对怀疑有感染发热的患者应千方百计地寻找病原菌以及敏感药物。在细菌培养获得阳性结果前立即按照早期应用广谱高效抗生素，以后再根据病原学检查及药敏试验结果调整用药。最好静脉内给药，剂量要充分。三阶段用药：①哌拉西林 6 g，阿米卡星 0.4 g，各溶于 5% 葡萄糖注射液 250 mL 中，静脉滴注，1 次/12 小时；或氧氟沙星 0.4 g，2 次/天及阿米卡星 0.4 g。②如72 小时病情未好转，阿米卡星改为万古霉素 1 g，溶于 5% 葡萄糖注射液 200 mL 中，静脉滴注，1 次/12 小时。③如再经 72 小时仍无效且病原还不明确，改为头孢他啶或头孢哌酮联合其他药物治疗，剂量均各为 2 g 溶于 5% 葡萄糖注射液 250 mL 中，静脉滴注，1 次/(8～12)小时。

如以上三阶段治疗均无效,则考虑抗真菌药物。当中性粒细胞$<0.5\times10^9/L$时,根据 2002 年美国 IDSA 颁布的"中性粒细胞减少的癌症患者抗生素应用指南",经验用药时可以首选单药头孢吡肟或碳青霉烯类或头孢他啶,也可以上述药物联合氨基糖苷或万古霉素。如亚胺培南-西司他丁 1 g 溶于 5% 葡萄糖注射液 100 mL 中,静脉滴注,1 次/8 小时,或头孢吡肟 2 g,静脉滴注,1 次/12 小时,或与氨基糖苷抗生素联合应用。一旦病原菌明确,应立即调换敏感药物积极治疗。如果是真菌感染,局限在口腔或咽部,可涂搽制霉菌素,50 万 U,3 次/天。全身性念珠菌病或隐球菌病等可予以静脉注射氟康唑,第 1 天 400 mg,以后每天加 200 mg,疗程视临床反应而定。也可用两性霉素 B 或其脂质体,为深部真菌感染疗效较为肯定的药物,前者剂量开始小,以后 $0.5\sim1$ mg/(kg·d)静脉滴注。治疗深部真菌感染时两性霉素 B 的疗效优于氟康唑,但不良反应较大。为预防患者在化学药物治疗时发生真菌感染,可给予氟康唑口服 50 mg,1 次/天。病毒感染如带状疱疹可用阿昔洛韦 $200\sim400$ mg,5 次/天,口服,连续 7 天,严重者可 5 mg/kg,3 次/天,静脉滴注,连用 $7\sim14$ 天,或肌内注射 α 干扰素。疑有其他病原菌如奴卡菌病用磺胺嘧啶口服,$4\sim8$ g/d,疗程要长。肺孢子虫病用复方磺胺甲噁唑 2 片/次,3 次/天,共 21 天,或喷他脒 $3\sim5$ mg/kg,深部肌内注射,1 次/天,$12\sim14$ 天为 1 个疗程,或口服乙胺嘧啶 25 mg,4 次/天。弓形虫病可并用乙胺嘧啶(第 1 天 50 mg 口服,2 次/天,第 2 天起 25 mg,2 次/天)和磺胺嘧啶(每次 1 g,4 次/天和叶酸每次 10 mg,1 次/天,口服)。

2.贫血与出血

急性白血病患者当血红蛋白<50 g/L 时,可输浓缩红细胞或全血。当血小板$<20\times10^9/L$,有出血倾向时,宜输注浓缩血小板。若出血为弥散性血管内凝血(DIC)所引起者,应及时给予适当的抗凝治疗,局部(鼻或牙龈)出血可用填塞或吸收性明胶海绵止血。

3.防治高尿酸血症

由于白血病细胞大量破坏,尤其是化学药物治疗后,血清和尿中尿酸浓度明显升高,有时尿路为尿酸结石所梗阻,发生少尿乃至急性肾衰竭。因此,应嘱患者多饮水,碱化尿液。同时给予别嘌醇,每次 100 mg,3 次/天。

(二)急性髓细胞白血病(AML)的化学药物治疗

1.诱导缓解治疗

(1)DNR＋Ara-c 方案:DNR 45 mg/(m²·d),静脉注射 3 天,Ara-c 100

mg/(m²·d)持续静脉滴注 7 天,为现今较肯定的经典标准诱导缓解方案,50%～75% 的患者可以获得 CR。若改成 DA2-7 方案或 DNR 剂量减为 30 mg/m²,则效果较差,剂量增至 70 mg/m² 对 CR 率并无明显提高作用。Ara-c 持续静脉滴注比分次静脉注射效果为佳,剂量增至 200 mg/m² 以上或者延长治疗时间至 10 天并不提高疗效。在 DA 方案中加依托泊苷(VP-16)75 mg/(m²·d),静脉滴注共 7 天,即 DAE 方案也不能提高 CR 率,但对<55 岁的年轻患者可以延长中位缓解时间,DA 方案和 DAE 方案的中位缓解时间分别为 12 个月和 27 个月,但在老年患者只是增加不良反应,而且加用 VP-16 会增加继发性白血病的发生率,所以是否该加 VP-16 需要视患者的情况而定。

(2)IA 方案:去甲氧柔红霉素(IDA)12～13 mg/m²,静脉注射滴注 3 天,Ara-c 100～200 mg/(m²·d),静脉滴注 7 天,对 50 岁以下成年人 AML 的疗效优于经典 DA 方案,而且 1 个疗程的 CR 率更高,IDA 脑脊液浓度较高,心脏毒性较轻,并能抑制多药耐药 PgP 的表现,但价格昂贵。

(3)MA 方案:米托蒽醌(MIT)10 mg/m²,静脉滴注,1 次/天,第 1～3 天,Ara-c100 mg/(m²·d),持续静脉滴注 7 天,对心脏毒性小,适宜年老患者。

(4)ID/HD Ara-c 方案:中等或大剂量阿糖胞苷(ID/HD Ara-c),中等剂量指 0.5～1.0 g/m²,每次 12 小时,静脉滴注 1～3 小时;大剂量指 1.5～8 g/m²,1 次/12 小时,静脉滴注 1～3 小时。ID/HDAra-c单独或联合其他药物组成联合化学药物治疗方案主要适用于难治和复发的病例,作为 AML 初治诱导缓解治疗并不比标准剂量 Ara-c 组成的方案疗效高,而且增加了早期病死率。因此不适用于初治诱导缓解治疗方案。

(5)HA 方案:三尖杉碱 2～4 mg/d,第 1～7 天,Ara-c 100 mg/m²,静脉滴注,第 1--7 天 CR 率为 65%,可作为初治诱导缓解的第一线治疗方案。在 HA 基础上加长春新碱和泼尼松即组成 HOAP 方案,并不提高疗效。

(6)CAG 方案:Ara-c 10 mg/(m²·d),皮下注射,1 次/12 小时,第 1～14 天;Acla 10～14 mg/(m²·d),静脉注射,第 1～4 天;或 6 mg/(m²·d),静脉注射,第 1～8 天;G-CSF 200 μg/(m²·d),皮下注射,第 1～14 天。在第 1 次注射 Ara-c 之前予以 G-CSF,在最后一次注射 Ara-c 前 12 小时停用。不良反应显著减少,几乎无非血液学毒性,但仍有骨髓抑制出现。该方案不仅适宜难治复发和继发 ANL 的治疗,并且适宜老年患者及低增生 AML 的治疗。

2.缓解后治疗

AML 第一次 CR 后需要用各种治疗方法防止复发,延长 CR 持续时间,提高生存率,所以缓解后治疗要比诱导缓解更重要,所采用的化学药物治疗剂量将更强烈。方法是设计一些与原诱导方案无交叉耐药的新方案,连同原诱导方案进行反复序贯或交替治疗,如由 DA 方案达 CR 者,可用 DA、HA 和中剂量 Ara-c 三种方案序贯治疗,通常第 1 年每月 1 次,第 2 年每 2 月 1 次,第 3 年每 3 个月 1 次。也可达 CR 后再用原诱导方案巩固 2 个疗程,再进行上述强化治疗。缓解后治疗方案中以中等或大剂量 Ara-c(ID/HD Ara-c)最为重要,可以延长无病生存率,特别对于年轻患者更是重要,老年患者往往不能耐受大剂量 Ara-c。

3.难治或复发性 AML 的治疗

(1)中等剂量阿糖胞苷:0.5 g/m²,半量静脉注射,15 分钟后余下半量持续静脉滴注,及米托蒽醌 5 mg/m²,静脉滴注,在阿糖胞苷后 6 小时注射。每 1 个疗程重复 4～6 次(共 44～68 天),患者易耐受,尤适用于老年患者。

(2)中等剂量阿糖胞苷:1 g/m²,静脉滴注,6 小时滴完,共 6 天,米托蒽醌 6 mg/m²,静脉滴注,第 1 天。依托泊苷 80 mg/m²,静脉滴注,1 小时滴完,不但缓解率较高,而且不良反应少,几乎没有严重的心脏及神经毒性,对老年患者也可用。

(3)中等剂量阿糖胞苷:0.5 g/(m²·d),第 1～3 天及第 8～10 天,米托蒽醌 12 mg/m²,静脉滴注,第 1～3 天,依托泊苷 200 mg/(m²·d),持续静脉滴注,第 8～10 天,治疗缓解率相对较高,可作为年轻难治性患者的第一线治疗方案。

(4)阿糖胞苷:2 g/m²,1 次/12 小时;依托泊苷 100 mg/(m²·d),均静脉滴注,连用 5 天。

(5)去甲氧柔红霉素:12 mg/m²,静脉滴注,第 1～3 天,阿糖胞苷 1 g/m²,1 次/12 小时,静脉滴注,连用 4 天。

(6)安吖啶:100 mg/m²,静脉滴注,第 7～9 天,大剂量 Ara-c 3 g/m²,1 次/12 天,第 1～6 天,适用于年轻患者。

(7)米托蒽醌:12 mg/m²。静脉滴注,第 1～5 天;依托泊苷 100 mg/m²,静脉滴注,第 1～5 天。

(8)表柔比星:15 mg/(m²·d),持续静脉滴注,第 1～4 天,长春新碱0.5 mg/d,持续静脉滴注,第 5～8 天,其联合方案在 15～28 天后可用第 2 个疗程,与柔红霉素无交叉耐药,不良反应少,可适用于体弱及老年患者,但缓解率不高。

(三)急性早幼粒细胞白血病的治疗

1.诱导缓解治疗

(1)全反式维 A 酸:常用剂量为 45 mg/(m²·d),近来国内外推荐小剂量治疗 25 mg/(m²·d),也可取得同样疗效。ATRA 的优点是疗效高、安全。一般不诱发 DIC,缺点是仅对 APL 有效,且不能用于维持治疗,因此应用 ATRA 取得 CR 后必须加用其他联合化学药物治疗,或应用 ATRA 和联合化学药物治疗交替维持巩固,否则 3～4 个月后几乎都复发。主要不良反应为皮肤黏膜干燥、脱屑、口干、口角皲裂、皮疹、黏膜溃疡、高脂血症、肝功能损害、骨关节肌肉疼痛等。严重的可引起维 A 酸综合征,表现为高热、水潴留、肺部阴影、呼吸困难、胸腔和心包积液、肾衰竭等。少数病例还能引起头痛、颅内压增高等不良反应。APL 伴白细胞增多者,宜和高三尖杉碱或其他化学药物治疗方案合用。

(2)三氧化二砷:0.1%三氧化二砷注射液 10 mL 稀释于 5%葡萄糖或 0.9%氯化钠注射液 250～500 mL 内,静脉滴注 3～4 小时,1 次/天,4 周为 1 个疗程。主要适用于 ATRA 治疗无效的难治和复发 APL,再 CR 率可达 87%。必须注意砷剂的不良反应,可引起胃肠道反应、手足麻木及肝功能损害等。

2.缓解后治疗

(1)单用化学药物治疗方式:较好的 DA、HA 化学药物治疗方案。

(2)ATRA 与化学药物治疗交替治疗方式:如 HA(或 DA)、硫基嘌呤、甲氨蝶呤。

(3)三氧化二砷与化学药物治疗交替,三氧化二砷与 HA 或 DA 方案交替:在目前的治疗条件下,APL 完全缓解后的巩固与维持治疗,化学药物治疗方案不宜单一,疗程最好不少于 3 年,以最大限度地消灭微小残余白血病细胞。

(4)骨髓移植疗法:尽管积极采用上述巩固与维持治疗方式,APL 的复发率仍可高达 45%。而骨髓移植是目前减少复发,提高长期无病生存甚至治愈的最好方法。

(四)急性淋巴细胞白血病(ALL)的化学治疗

1.诱导缓解治疗

(1)VP 方案:长春新碱于每周第 1 天静脉注射,每次 1～2 mg,泼尼松 40～60 mg,每天分次口服,若 2 周后无效,改用其他方案。

(2)VDP 方案:长春新碱于每周第 1 天静脉注射,每次 1～2 mg,柔红霉素于每周第 1～3 天各静脉注射(30～40)mg/m²,泼尼松 40～60 mg,每天分次口服。

(3)VDLP 方案:长春新碱第 1 天、第 8 天、第 15 天、第 21 天各静脉注射 1.5 mg/m²,柔红霉素第 1～3 天、第 15～17 天静脉注射,(30～40)mg/m²,泼尼松 40～60 mg,分次口服。第 1～14 天,第 15 天起渐减,天冬酰胺酶第 17～28 天用 5 000～10 000 U/d。静脉滴注。为 ALL 标准诱导缓解方案。

（4）VAP方案：长春新碱于每周第1天，静脉注射，每次1～2 mg，多柔比星于每周第1～2天，各静脉注射40～60 mg，泼尼松40～60 mg，每天分次口服。

2.巩固强化治疗

贵阳全国血液学术讨论会曾建议巩固治疗应从完全缓解后第2周开始，6个疗程强化治疗，每疗程间隔2～3周，第1个疗程、第4疗程同原诱导方案，第2疗程、第5疗程用VP-16 75 mg/m²，静脉滴注，第1～3天，Arc-a(100～150) mg/m²，静脉滴注，第1～7天，第3疗程、第6疗程用大剂量MTX 1～1.5 mg/m²，第1天静脉滴注，维持24小时，停药后12小时以四氢叶酸钙1.5 mg/m²解救，1次/6小时，共8次。目前巩固强化治疗中十分强调大剂量MTX和大剂量Arc-a的应用，可以克服多耐药，预防中枢神经系统白血病的发生。

3.维持治疗

甲氨蝶呤20 mg/m²，口服，1次/周；6-硫嘌呤75 mg/m²，口服，1次/天。以上两药联合治疗。维持治疗时间最短3年。

4.中枢神经系统白血病的防治措施

甲氨蝶呤（或阿糖胞苷）5～10 mg/m²，加地塞米松5 mg鞘内注射，2次/周，共5次。大剂量或中等剂量甲氨蝶呤或阿糖胞苷静脉滴注。

5.难治或复发病例的治疗

（1）中等剂量或大剂量甲氨蝶呤：中等剂量为(500～1 500) mg/m²，大剂量为(1 500～2 500) mg/m²，一般将总量的20%在1小时内滴完，其余剂量持续静脉滴注24小时，同时要碱化和水化尿液，于甲氨蝶呤应用后12小时开始用四氢叶酸钙解救，每次12～20 mg，1次/6小时，共8次。

（2）大剂量阿糖胞苷：单用疗效不如AML。阿糖胞苷每次2 g/m²，1次/12小时，共8次；再加用米托蒽醌12 mg/(m²·d)，连续3天，CR率达80%。

（3）氟达拉滨：30 mg/(m²·d)，静脉滴注30分钟，阿糖胞苷1 g/m²，静脉滴注，每在2小时，共6天。

参考文献

[1] 徐鹤.心内科急危重症救治手册[M].郑州:河南科学技术出版社,2019.

[2] 王一镗,刘中民.心肺脑复苏[M].上海:上海科学技术出版社,2020.

[3] 李志刚.急危重症诊断与处理[M].长春:吉林科学技术出版社,2019.

[4] 汪东亮.急诊急救与急诊创伤处置精要[M].南昌:江西科学技术出版社,2020.

[5] 马冬纹.临床急危重症学研究[M].长春:吉林科学技术出版社,2019.

[6] 汤旭惠.急诊科诊疗实践与处置方法[M].北京:科学技术文献出版社,2020.

[7] 邢效如.急危重症临床诊断与治疗[M].天津:天津科学技术出版社,2019.

[8] 邵小平,黄海燕,胡三莲.实用危重症护理学[M].上海:上海科学技术出版社,2021.

[9] 李永宁.常见急危重症诊断与治疗[M].北京:中国纺织出版社,2019.

[10] 陈明.外科危重症急救与监护技术[M].北京:科学技术文献出版社,2019.

[11] 梁品.外科急危重症[M].北京:中国协和医科大学出版社,2018.

[12] 王南.急危重症疾病诊疗与临床进展[M].天津:天津科学技术出版社,2020.

[13] 曲海.新编急危重症疾病临床诊治[M].北京:科学技术文献出版社,2019.

[14] 管向东.重症医学 2020 版[M].北京:中华医学电子音像出版社,2020.

[15] 徐知菲.临床急重症与麻醉学[M].西安:陕西科学技术出版社,2021.

[16] 彭德飞.临床危重症诊疗与护理[M].青岛:中国海洋大学出版社,2020.

[17] 徐小彭.急危重症救治与临床监护[M].长春:吉林科学技术出版社,2019.

[18] 周淑芬.临床急危重症救治学[M].长春:吉林大学出版社,2020.

[19] 杨光霞.急危重症救治操作实践[M].长春:吉林科学技术出版社,2019.

[20] 席修明.重症医学科诊疗常规[M].北京:中国医药科技出版社,2020.

［21］李向波.重症与急救［M］.天津:天津科学技术出版社,2021.

［22］朱红林.临床急危重症救治精要［M］.开封:河南大学出版社,2020.

［23］万健.现代急危重症诊断与治疗［M］.北京:科学技术文献出版社,2019.

［24］周波.现代临床重症医学［M］.北京:中国大百科全书出版社,2020.

［25］李霞.急危重症基础与临床思维［M］.天津:天津科学技术出版社,2019.

［26］吕建农.重症医学［M］.南京:东南大学出版社,2021.

［27］牛芳.现代急危重症治疗学［M］.天津:天津科学技术出版社,2019.

［28］梁名吉.呼吸内科急危重症［M］.北京:中国协和医科大学出版社,2018.

［29］王印华.现代急危重症监护与治疗［M］.长春:吉林科学技术出版社,2019.

［30］刘亚林,常志刚.外科重症医学［M］.北京:人民卫生出版社,2020.

［31］王海燕.现代急危重症救护精要［M］.天津:天津科学技术出版社,2019.

［32］任宏生.实用临床急危重症监测治疗学［M］.西安:西安交通大学出版社,2018.

［33］李伟.重症医学科诊疗实践［M］.长春:吉林科学技术出版社,2019.

［34］何清,伍俊妍.外科重症感染与药物治疗［M］.北京:人民卫生出版社,2021.

［35］姜铁超.危重症诊断与救治学［M］.长春:吉林大学出版社,2019.

［36］赵鸿,葛洪霞,马青变,等.盐酸地芬尼多急性中毒的临床特征研究［J］.中国全科医学,2021,24(23):2940-2944,2949.

［37］徐若欣,黄坚.分子标志物在急性重症胰腺炎临床应用新进展［J］.中华急诊医学杂志,2021,30(6):782-784.

［38］赵永生,李欣欣,寇佳琪,等.重症急性胰腺炎患者肠内营养启动成功的独立预测因素［J］.解放军医学院学报,2021,42(6):615-619.

［39］韩振坤,尹彦斌,姜素文,等.血清 Ang-2 和 PGRN 与老年重症肺炎合并呼吸衰竭患者预后的关系［J］.中国现代医学杂志,2021,31(21):91-97.

［40］严宪才,吴志光,刘锦文,等.miR-10a、miR-21 联合预测老年重症脓毒症患者的病死率［J］.中国免疫学杂志,2021,37(7):850-855.